全国高等农林院校"十二五"规划教材
高校女生健康课特色教材
大 连 海 洋 大 学 资 助

女生健康教程

范丽英　主编

中国农业出版社

内容简介

　　本教材针对当前我国女大学生的现实状况，打破高校课程设置的局限，将医学、人体解剖学、生理学和膳食营养以及运动健康等诸多方面的健康知识进行筛选，有机整合。在女大学生身体特征基本发育完整但心理调节能力不足的时期，系统有序地向她们传授有关女性健康方面的综合知识，进行必要的健康生活的引导，促使她们随时随地保护和调整自己，并以良好的身体和心理状态面对身边的每件事。这对于她们目前的学习阶段和步入社会以及今后的家庭生活均是有益的。

　　本教材注重理论与实际的结合，突出实践特色，是一本符合女生需求、具有较强实用性和操作性的健康行为指导书。对广大青年女性建立良好的健康习惯、提高生活质量有极好的参考作用。

编 写 人 员

主　　编　范丽英

副 主 编　刘　莹　肖洪艳

　　　　　盛宁宁　宋晓玲

前　言

　　《世界卫生组织宪章》中提出：为了使人类达到最充分的健康状况，就必须向所有的人普及医学的、心理的和其他有关的知识。

　　当前社会，女性已经成为社会发展和进步的重要力量。而女性综合文化知识的普及和提高是国盛民强的基石，因为她们担负着孕育生命、教育后代、提高家庭知识层次和生活质量，从而提升中华民族整体水平的重任。

　　然而，由于学生学习科目的相对集中、升学的压力等多方面的原因，对学生注重智育的提高，而德育、体育方面极为缺乏，形成目前的一些女大学生综合素质不高的现象。加上部分女大学生自我调节能力的不足和外界各种不良因素的影响，很容易出现身体和心理的问题，影响正常的学习和生活，造成不应有的后果和损失。

　　为此，编者于 2006 年首次在我校女生中以公选课的形式开设了女大学生健康学课程，取得了很好的效果。随后结合多年的教学实践、科研成果以及综合女生的信息反馈编写了《女生健康教程》。教学实践证明，该教材不但丰富了女大学生的综合健康知识，提高了她们的生活质量，也为她们的人生积累了宝贵的经验，深受广大女生的支持和欢迎。

真诚地感谢大连海洋大学有关领导为这门课的开设所给予的大力支持和帮助！

编　者

2014 年 10 月

目　录

第一讲 健 康

健康是当今人类社会的热门话题，是人类生命永恒的主题，是人们生存和追求幸福的基础，是生活质量的重要保证，是人一生所渴望和追求的目标。

作为一名女生，对健康更应该有一个较全面的了解和认识。因为其生理的特殊性，担负着孕育生命、教育后代、提高家庭知识层次和生活质量从而提升中华民族整体文化水平的重任。

第一节 健康的概念及标准

一、什么是健康

健康是一个综合概念，它反映着不同社会历史发展阶段人类物质文明和精神文明发展的水平和程度。人们对健康的认识随着历史的发展、社会的进步，大致经历了从神灵自然医学模式、生物医学模式到现在的生物心理医学模式三个阶段。

古代的人认为疾病是"神"或者"魔"发怒的结果，是因果报应。当时的人们就是依靠这种信仰来防病治病的。至今，在我国仍有个别地区的人们依然沿袭着这种信仰来治病。

不同的时期对健康的认识是不同的。在古希腊、古罗马时期，具有健壮的体格和良好的体力被认为是最理想的身体，也是健康的象征；到了中世纪，由于人们把灵魂看得比肉体重要，阻碍了健康的发展；到了近代，自然科学空前繁盛，比较重视观察和实验，解剖学和生理学得到发展，能从人体的构造和机能角度研究健康；产业革命时期，人口集中于城市，生活环境恶化，流行病不断发生，一些传染病的病原菌被发现，从而确立了传染病的预防和治疗方法，并从社会的角度考虑健康。

到了 20 世纪中叶，随着科学技术的发展和新兴边缘学科的不断出现，人类对自身有了一个全新的认识，也赋予了健康更丰富的内涵。1978 年世界卫生组织对健康做出了一个比较完整而又准确的定义："健康不仅仅是没有疾病或不虚弱，而且还包括在身体、精神和社会适应三方面均处于完好状态。"

也就是说，一个人在身体健康、心理健康、社会适应良好和道德健康方面都健全了，才是一个完全健康的人。那么，具备什么样的标准才是健康的呢？

二、健康的标准

根据《辞海》的解释，健康是指人体各器官系统发育良好、功能正常、体格健壮、精力充沛，并具有良好劳动效能的状态。健康水平通常用人体测量、体格检查和各种生理指标来测量。联合国世界卫生组织制定的世界保健大宪章中，对"健康"提出了十条标准，丰富了传统意义上健康的内涵。概括健康的这十条标准是：

①有足够充沛的精力，能从容不迫地应付日常生活和工作上的压力而不感到过分的紧张；

②处事乐观，态度积极，乐于承担责任；

③善于休息，睡眠良好；

④应变能力强，能适应环境的各种变化；

⑤能够抵抗一般性的感冒和传染病；

⑥体重适中，身材匀称；

⑦眼睛明亮，反应敏锐；

⑧牙齿清洁无龋洞，牙龈颜色正常；

⑨头发有光泽，少头屑；

⑩肌肤润滑，有弹性。

在这十条标准中，前四条主要是指心理健康与社会环境适应方面的健康标准，后六条主要是指身体方面的健康标准。

这是一个十分值得推崇的健康观念，它把人作为一个社会人来看待，强调身体、精神、社会适应三者的协调统一，顺应了现代人们对健康的需求。

衡量一个人健康与否，除了一般标准外还有一些特殊标准。从职业上讲，战士服役与学生入学的健康检查标准是不同的，职员与运动员的健康标准也是不一样的。从人体医学上看，人的不同年龄阶段、性别、地域、民族等多方面差异在对健康标准的定义上也是不同的。此外，还有心理的健康标准。可见健康是一个综合性的概念。

第二节 影响健康的因素

人类的健康取决于多种因素的影响和制约。随着医学科学的发展和进步，现在普遍认为影响人类健康的因素分为四大类：行为和生活方式因素、环境因素、生物学因素和卫生服务因素。

1. 行为和生活方式因素（对健康和寿命的影响占 60％） 行为和生活方式因素指人们受文化、民族、经济、社会、风俗、家庭和同辈影响的生活习惯和行为。生活方式是指个人和社会的行为模式，这种行为模式明显地影响人们自身的健康。包括危害健康的行为与不良的生活方式。

2. 环境因素（对健康和寿命的影响占 17％） 环境因素影响机体对某些疾病的敏感度，指环境中存在大量影响人类健康的因素。包括自然环境与社会环境。自然环境为人类提供了赖以生存且丰富多彩的物质条件，如空气、水、食物、紫外线等；而社会环境则包括工作压力、人际关系等。

3. 生物学因素（对健康和寿命的影响占 15％） 生物学因素指的是遗传和心理方面的影响。遗传不是可改的因素，但心理因素可以修改，保持一个积极的心理状态是维护和增进健康的必要条件。

4. 卫生服务因素（对健康和寿命的影响占 8％） 卫生服务是保障人民健康、防病治病的综合措施。它主要指医疗保健制度、卫生资源等。在保证一定的社会、经济和文化条件的前提下，卫生服务会对健康起到一定的积极作用。卫生服务的范围、内容与质量直接关系到人的生、老、病、死以及由此而产生的一系列健康问题。

影响健康的这四个因素中，环境因素起重要作用，其次为生活方式、卫生服务，遗传因素虽然影响较小，但一旦出现遗传病，则不可逆转。这四个因素彼此又相互依存。

第三节 亚 健 康

最早在 1948 年，世界卫生组织联合国宪章里面首先提到的一个问题就是说健康指的是"没有疾病和虚弱状态"，这个"虚弱状态"就可以近似地理解为亚健康状态。我国在 1996 年 5 月提出这一概念。

亚健康即指非病非健康状态，这是一类次等健康状态，是介于健康与疾病之间的状态。亚健康是个大概念，其中，与健康紧紧相邻的可称作"轻度心身失调"，它常以疲劳、失眠、胃口差、情绪不稳定等为主要症状，但是这些失调容易恢复，恢复了则与健康人并无不同。这种失调若持续发展，可进入"潜临床"状态，此时，已呈现出发展成某些疾病的高危倾向，潜伏着向某种疾病发展的高度可能。往往表现为慢性疲劳或持续的心身失调，包括前述的各种症状已持续 2 个月以上，而且常伴有慢性咽痛、反复感冒、精力不支等。

对女性来说，妇科的"亚健康"则更为可怕，如出现轻度子宫糜烂、阴道炎、盆腔炎或宫颈炎等。另外，如子宫肌瘤、卵巢囊肿这些妇科疾病本身就没有明显症状，不容易被发现，一些女性即使出现轻微出血、炎症等也不及时治疗，往往耽误病情。

亚健康治疗的关键在于自我调适，消除诱发因素。保证合理的膳食和均衡的营养，适当补充维生素和矿物质，养成户外运动的习惯，有规律的作息，劳逸结合，保证充足的睡眠，保持积极、乐观的心理状态等，都是远离亚健康的有效途径。

第四节　影响人类寿命的因素

人的健康与寿命有着直接的关系。长寿是人类自古以来的愿望，古今中外莫不如此。在中国，典籍中"八百余岁"的彭祖为人乐道；在西方，《圣经·旧约》中的人类祖先也尽在几百岁以上。可是，人到底能活多久呢？哪些因素影响人类寿命呢？

一、社会因素

不同国家的人寿命与本国的经济水平、文化素质、风俗习惯、医疗卫生条件、地理环境、气候等许多因素有着密切的关系。从某种意义上说，人类的平均寿命是现代文明的重要标志。在生产力低下的青铜器时期，人的平均寿命只有 18 岁；古罗马时代为 23～25 岁。以后，随着生产的发展和科技进步，人的平均寿命愈来愈高。以日本为例，在 18 世纪中叶，人的平均寿命是 35 岁；1953 年，男性为 50.6 岁，女性为 53.9 岁；1965 年，男性为 67.74 岁，女性为 72.92 岁；1995 年，男性为 76.57 岁，女性为 82.98 岁。而非洲最贫穷国家的人口平均寿命只有 40 岁左右，如中非国家乌干达 1993 年人口平均寿命只有 43 岁。这说明经济水平与人的寿命关系密切。根据世界卫生组织宣布，1973 年，男性平均寿命超过 70 岁、女性平均寿命超过 75 岁的国家已有 7 个，如瑞典、日本、荷兰、挪威、冰岛等。1996 年，世界卫生组织公布：1995 年世界人均寿命超过 65 岁，比 1985 年约增加 3 岁。发达国家的人均寿命超过 75 岁，发展中国家为 64 岁。人均寿命最长的国家是日本，为 79.7 岁，其次是希腊，为 79.2 岁。2000—2005 年，世界平均寿命最短的国家之一是博茨瓦纳，男性为 36.5 岁，女性为 35.6 岁，平均为 36.1 岁；日本仍旧是世界平均寿命最长的国家，男性为 77.8 岁，女性为 85.0 岁，平均为 81.5 岁。美国一个机构预测，在 2000—2080 年，人类的预期寿命每 10 年增加 0.86 岁，这包括男性和女性的寿命。

在我国，原始社会时人的平均寿命只有 22 岁。从公元前 21 世纪的夏朝到 1911 年辛亥革命前，历经近 4000 年，约有 67 个王朝，446 位皇帝（不包括战国时期的诸侯国），他们的平均寿命只有 42 岁。新中国成立前我国人口平均寿命只有 35 岁。新中国成立后，随着人民物质生活水平的提高和医疗卫生保健条件的改善，人口平均寿命延长将近 1 倍，1985 年已提高到 68.92 岁。2007 年中国男性平均寿命为 70 岁，女性为 74 岁，人均寿命为 72 岁。如果按 60 岁以上为老年人口计算，1999 年年底老年人口为 10.1%，2000 年为 11%，2025 年可达到 20%，预计 2050 年将达到增长高峰，我国人口的平均预期寿命可以达到 85 岁。

二、环境因素

自然环境优美不仅有益于身体健康，而且可以美化人的生活和心灵，它为家庭、个人提供了舒适、安静、优美的居住环境，是健康、幸福、长寿的摇篮。例如世界著名的五大长寿地区：前苏联高加索、巴基斯坦罕萨、厄瓜多尔卡理、中国新疆的南疆和中国广西的巴马。这些都是环境优美、温度适宜、青山绿水、空气清新、水源洁净的地区。从城乡分布来看，农村老年人多于城区，山区多于平原地区。这都与自然环境有关。疾病往往是人和环境之间的和谐关系遭到破坏而产生的，城市中高大的建筑物、汽车排出的废气和各种噪声，工业废水、废气和废渣，农村农药和化肥的滥用等，使环境变得污染，恶化了自然环境。

人类寿命除与外部环境有关外，还与人体内环境有密切的关系。内环境通过损伤、负荷、疾病等方式影响寿命。如细胞内氧负荷对细胞衰老有直接的影响，氧分子具有两重性，既为生存所必需，又具有潜在的毒性，对细胞的长期存活带来不利影响。氧自由基可引起 DNA 损伤，是影响衰老过程的重要因素。细胞内的线粒体中有 1%～4% 的氧分子能变为氧自由基，氧自由基可引起生物大分子广泛的氧化损伤，导致蛋白质分子的失活和降解，以及 DNA 链断裂。同时，蛋白质和 DNA 等生物大分子可与葡萄糖缓慢进行非酶促糖基化，这些糖基可逐渐氧化，进而使蛋白质、核酸（如 DNA）广泛交联，形成脂褐质（老年斑），胶原与弹力蛋白等发生交换，使结缔组织与心肌僵硬，含水量下降，皮肤肢体皱缩，肌腱与血管失去弹性，从而导致衰老。

三、遗传因素

遗传是生物的特性，没有遗传，就没有生物的繁衍。生物的特性是由遗传特性所决定的。所谓"种瓜得瓜，种豆得豆"、"龙生龙，凤生凤"，是遗传特性的普遍现象。遗传又具有特异性，遗传的特异性决定了形形色色的生物种类。生物的物种（包括种间和种内）的不同是由遗传特异性所决定的。对于人类来说，每个人（无论男女）不仅外貌，而且性格都不一样，这是一种遗传特异性现象，在自然界不仅存在着种群的特异现象，也存在种群特异寿命。每一种群的寿命几乎是固定的，每个种群间遗传基因的不同，决定了每个种群寿命的不同。这就有力地说明了为什么有的人寿命长，有的人寿命短，其中一个原因就是由于父母基因遗传的结果。

四、饮食、营养因素

饮食、营养与长寿密切相关。我国内地长寿地区百岁老人的饮食结构大都为低热量、低脂肪、低动物蛋白、多蔬菜类型。新疆长寿老人的饮食虽然以奶类、奶制品及羊、牛肉蛋白质为主要来源，但他们常吃粗粮，没有其他不良嗜好。四川百岁寿星超过千人，多数老人吃素，常吃蔬菜、豆制品。前苏联有个长寿村，村民平均年龄120岁，村民长寿与饮用一种桑树的果汁有关。我国广西巴马瑶族自治县百岁老人多喜饮一种米酒。希腊人长寿，一个重要因素，食物结构以淀粉、鱼、橄榄油和水果为主。从个人健康长寿而言，作家冰心的饮食方面极其普通，一日三餐粗茶淡饭，喜食粗粮和蔬菜；英国女王的饮食习惯简单得令人吃惊，据说一棵芹菜、几片莴苣叶就算午餐。随着社会的进步，人的寿命不断得到延长，除了由于医疗条件的改善，使一些疾病得到有效的防治外，也与营养科学与技术的贡献是分不开的，即与食品营养、食品安全与质量以及平衡饮食有很大的关系。近年来，随着经济的发展，我国居民饮食结构发生了很大的变化，20世纪的90年代初与80年代相比，肉类消费量增加了80%以上，肉、蛋、脂肪消费量较高的地区，癌症、心脑血管病和糖尿病等死亡率明显偏高，这从另一侧面说明饮食结构的变化给寿命带来的影响。近年来，有人研究用节食可减少氧负荷，即减少氧自由基的生成，降低葡萄糖水平，减少非酶糖基化的产生，提高细胞凋亡率，清除癌前细胞，降低癌发生率等。除了适度限食外，还要养成健康的饮食方式，多食一些消除自由基的食物，即含维生素E、维生素C高的食物，如茄子、韭菜、胡萝卜等。

五、心理（或精神）因素

人的心理、情绪与健康长寿有着密切的关系。心理的健康可促进大脑和神经系统的健康，并可进一步促进身体各器官的健康。人的正常心理活动与躯体内脏器官正常生理功能共同维持着人的身体健康，任何一方面发生障碍都会引起疾病。所以说，经常处于心理紧张状态下的人，往往容易被疾病侵袭。过度的心理紧张会使人出现心跳加速、血压升高、呼吸急促、脏器供血不足等症状，时间一长，就容易引起脑血管破裂或造成致命性的心肌梗死，有的可出现消化道痉挛、疼痛等。相反，乐观和豁达则能增强人体的抗病能力。

六、生活方式因素

生活方式是指人们长期受一定民族、经济、社会、文化、风俗、规范，特别是家庭影响而形成的一系列生活习惯、生活制度和生活意识。

由不健康的生活方式导致的疾病是人类死亡的最主要原因。心脏病、高血压和肿瘤等一些"生活方式疾病"，至今已占其死亡率50％以上。

不健康的生活方式，主要是指食物中油脂、盐、糖等含量过高，以及酗酒、过量吸烟、生活不规律和较少运动，甚至赌博、吸毒等。

七、疾病因素

疾病是人类的天敌，是影响人类寿命诸多因素中最重要的因素。疾病始终和人类的进化发展并存。自然在赋予人类各种生存优势的同时，也不断带来创伤、疾病、死亡的痛苦。

疾病作为死亡的主要原因之一，随着时代的进步、科学技术的发展而不断地变化着。例如20世纪初，危害人们生命的主要疾病是传染病、肺炎、结核病等；而现在，对人类生命威胁最大的是心脑血管疾病、肿瘤及意外伤害等；而且有一些疾病，如免疫缺陷性疾病、老年性痴呆、艾滋病等，对人类的健康和生命的确构成了很大的威胁。

八、家庭因素

家庭是由有血缘关系、婚姻关系或收养关系的成员组成的基本的社会单元。一个人从出生就生活在家庭中，一生中的大部分时间都是在家庭里度过的，家庭环境的优劣，特别是夫妻感情的好坏，直接关系到人体的心理和生理健康，进而影响寿命。从医学上讲，夫妻双方争吵、怄气，会引起体内激素升高而导致疾病，而且紧张的家庭成员关系、不良的心理状态都很容易导致众多身心疾病而影响到寿命。因此，保持一个和谐、友好、愉快的家庭群体关系，以乐观、开朗、笑口常开、宽宏大度的心境对待一切，这对人们的身心健康和家庭的幸福美满都是十分重要的。

九、性别因素

寿命与性别有明显的关系。女性寿命比男性长，已被世界各国所公认。这主要由不同性别的生物学特性所决定，也可能与女性的代谢率低于男性，以及与男女之间的内分泌差异有关。近年来，一项研究表明：人类体细胞端区（端区是指遗传物质染色体末端的特殊结构）长度的变化是人类特异性生物学年龄的标志之一。从人的外周白细胞端区长度研究中发现，在同龄组中，男性端区长度的丢失速率比女性快。根据端区假说的观点，端区长度随增龄而缩短，即端区长度越短，年龄越大，端区长度丢失越快，衰老越快；反之，端区长度越长，年龄越小，端区长度丢失越慢，衰老越慢。男性端区长度丢失速率比女性快，所以衰老也快，即寿命比女性短。从这个理论可以解释为什么女性寿命往往比男性长这一人类社会现象。

十、职业因素

寿命与从事的职业也有关。从事危险性职业的人死亡率高，寿命短。如飞机驾驶员死亡率高，从事放射线研究的工作人员寿命短等。

综上所述，世界卫生组织1992年宣布，每个人的健康与寿命，60％取决于自己，15％取决于遗传因素，10％取决于社会因素，8％取决于医疗条件，7％取决于气候（如酷暑或严寒）。生命科学的研究永无止境，对影响人类寿命因素的探究也将不断取得新的成果。随着生存环境的优化和生活质量的提高，只要我们保持良好的生活习惯和乐观的精神状态，"活到一百岁"并不仅仅是一个美好的愿望，也是一定可以实现的理想。因此，健康长寿主要取决于自己，生命掌握在你自己手中。

◆ 扩展阅读

人生各阶段健康关注点

0～3岁：婴幼儿时期要特别注意窒息、意外、先天性心脏病以及肺炎、支气管炎、皮肤感染等症。

4～7岁：此时期的小孩仍需注意因意外及心脏病造成的死亡，预防针应在此时完成。要注意孩子的失足、溺水、烫伤、过度肥胖等。另外，这个年龄段的小孩开始对性产生好奇，除了给予性教育以外，还应灌输健康的概念，让他们认识疾病。

　　8～17岁：是青春期与性有关的成长期。例如身高、体重和体态烦恼，女孩的月经来临、乳房的发育，男性的性冲动、生殖器官成熟等问题，都足以造成困扰。

　　18～24岁：此时是成年求偶期，性冲动较强。对一个健康成年人来说，此年龄段需做一次门诊，包括梅毒、淋病、营养不良、胆固醇异常和高血压的检查。这个检查可在大学前或第一次参加工作时做，最好是在结婚以前。

　　25～39岁：是人生社交生活和人际关系的开展阶段，要以良好的健康习惯和及早的诊断来预防和治疗慢性疾病。在30～35岁的门诊检查中，应关注高血压、贫血、胆固醇异常、子宫颈癌和乳腺癌。

　　40～59岁：中年后期是社会活动最活跃的时期，应尽可能早期发现慢性病，每五年做一次完整的健康检查和医学问诊，同时做特殊的慢性病试验以及药物使用咨询。超过50岁的人每年应做高血压、肥胖和某些癌症的检查。

　　60～70岁：前老年期的健康者，在60岁应做一次健康诊断，以后每两年做一次。除注意慢性病外，有关退休、丧偶、营养需求改变、活动量减少等生理状态要引起注意；每年还需进行流行性感冒的疫苗注射，还应注意牙齿的保健。

　　70岁以上：此阶段要尽可能地避免住院卧病在床，此时家庭和社会支持力很重要。老年人要善于利用社会资源，如政府提供的社会福利等。在生理上，需定期做牙齿和足部的治疗，注意营养需求、活动限制以及生活起居的安排，学会药膳、气功等各种养生方法。

——摘自《生活时报》

思考题

1. 健康的标准是什么？
2. 怎样做才能成为完全健康的人？

第二讲　女性解剖知识

由于生活节奏的加快，学习和工作压力的增加，女性在生理和心理健康方面遇到了一些新的问题。缺乏科学正确的卫生与健康常识，其生活质量会受到严重的影响。虽然许多女性都非常渴望能够得到正确的卫生和健康保健方面的知识，但是由于传统观念等因素的影响，这些方面的常识是非常缺乏的。因此，向适龄女性传授科学的生理卫生方面的常识是非常必要的。只有这样，才能使她们在了解自身生理知识的基础上，有效地进行合理的调节和运用，摆脱困扰，以健康的身心状态自信地面对和享受生活。

第一节　女性生殖系统

女性生殖系统包括内、外生殖器官两大部分。

一、外生殖器官

外生殖器官是指生殖器官的外露部分，又称外阴，包括耻骨联合至会阴及两股内侧之间的组织，有阴阜、大阴唇、小阴唇、阴蒂、前庭、阴道口和处女膜（图2-1）。

阴阜：是女性外生殖器表面的部分，位于耻骨联合处的前面，皮下脂肪较厚。青春期后，生长出倒三角形的阴毛，是女性第二性征之一。

大阴唇：为外阴两侧长圆形隆起的皮肤皱褶，前连阴阜，后连会阴，外侧面在青春期后长出阴毛，皮下有较多的脂肪，并含有丰富的血管、淋巴管和神经。

小阴唇：是大阴唇内侧一对表面光滑、没有阴毛、脂肪少、有弹性的黏膜皱褶，在前端互相连接包绕阴蒂，有丰富的神经末梢。

阴蒂：位于两小阴唇之间的顶部，约黄豆般大小，平时藏于阴蒂包皮内，由具有勃起能力的海绵体组成，有丰富的感觉神经末梢。

前庭：为两小阴唇间的菱形区，前面为阴蒂和尿道口，后方为阴道口。

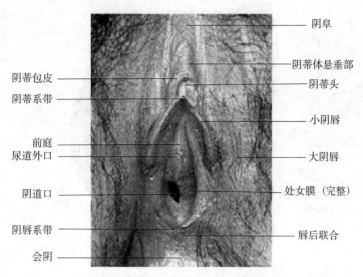

图 2-1　女性外生殖器官（成熟处女）

　　阴道口及处女膜：阴道口位于两侧小阴唇中间，尿道口的下方，形状和大小常不规则，由阴道通往子宫，是正常分娩时婴儿的出口及经血流出的通道。

　　处女膜是阴道口周围具有上皮细胞覆盖的一层结缔组织膜，内含少量毛细血管，中央有一孔，孔的形状、大小和膜的厚薄因人而异。

二、内生殖器官

　　内生殖器官是指生殖器官的内藏部分，包括阴道、子宫、输卵管和卵巢。由于输卵管和卵巢与子宫的关系密切，在医学上又将二者称为子宫附件（图2-2）。

　　阴道：是内外生殖器的通道，它是由黏膜、肌肉和纤维组织构成的一个长筒形管道，其下端开口于阴道前庭，上端包绕子宫颈的下部，在子宫颈周围形成环状凹窝称阴道穹隆，全长约10厘米，为性交器官及经血排出与胎儿娩出的通道。阴道黏膜有很多横纹皱褶，具有较大的伸展性，并富有静脉丛，损伤时易形成血肿。

　　子宫：是一空腔肌性器官，位于膀胱和直肠之间、盆腔正中，呈倒置的梨形，分为子宫底、子宫体、子宫颈三部分。子宫颈是个敏感的部位，有许多腺体，能分泌黏液润滑阴道，受到创伤可引起宫颈糜烂。子宫由浆膜层、肌层、黏膜层组成。黏膜层也叫子宫内膜，受性激素的影响，从青春期到更年期，有周期性变化而产生月经。子宫是孕育胎儿的场所。

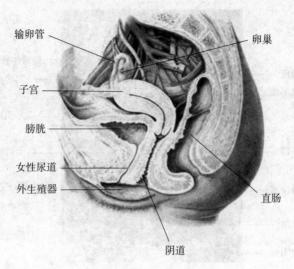

图 2-2　女性内生殖器官

输卵管：为一对细长而弯曲的细管，内与子宫角相连，外端游离，长8～14厘米，它既是卵子的通道，又是生命的发源地。精子和卵子就是在这里相遇结合成受精卵，又借助它的蠕动才进入子宫腔着床而孕育生命的。

卵巢：是位于子宫两旁、输卵管下方的一对扁椭圆形的性腺，是女性生殖器官最重要的部分。它能够产生卵子繁衍后代，分泌女性激素维持女性的特征和生理功能。

第二节　青春期女性的生理特征

青春期是指少年儿童开始发育，最后达到成熟的一段时期，即由儿童向成人的过渡阶段。少女青春期多数先有乳房发育，1～2年后出现阴毛及月经初潮（即第一次月经），此后1～2年才有排卵，月经变得规律，生殖器官也逐渐发育。青春期最突出的特点是性发育，所以又称为性成熟期。国外医学界将青春期定为10～19岁，我国医学界定为13～18岁。一般女孩比男孩早1～2年进入青春期。除此之外，青春期还受地区、营养、精神因素等多方面的影响，其中营养状况起主要作用。

青春期是人体生长发育的第二个高峰，生理上发生巨大变化，青少年女性在思想上往往难以承受，所以伴随许多心理上的变化。青春期女性的生理变化主要有三方面的表现。

一、身体外形变化，身高迅速增长

进入青春期首先发生显著变化的是身高的迅速增长。一般情况下，青春期的男孩每年可增长7～9厘米，最多可达10～12厘米；女孩每年可增长5～7厘米，最多可达9～10厘米。身高迅速增长，主要是由于骨骼的生长发育，同时又受到整个青春发育的影响。女性生理发育一般早于男性。

身高定型：女性一般在19～23岁，男性一般在23～26岁。

体重的明显增加：青春期的体重，一般每年可增加5～6千克，突出的可增加8～10千克。体重的增加除了与骨骼增长相关外，还与内脏增大，特别是和肌肉与脂肪的增长有关，肌肉的发育非常突出。这一时期，女性往往显得较为丰满，而男性则因肌肉发达显得十分健壮。

二、内脏机能健全

1. 脑和神经的发育 脑的生长速度领先于其他器官。神经系统伴随脑的发育而不断健全着脑的功能。脑下垂体、甲状腺、肾上腺等腺体都更加活跃，这些腺体释放的激素，使脑的兴奋性增强。因此，青春期的思维能力、理解能力、判断能力、反应能力及记忆能力等都有进一步发展，处在智力发展的黄金时期。

2. 心脏的发育 在青春期，心脏发育非常迅速。由于心肌增长、加厚、收缩力增强，心脏容积增大，血压和脉搏逐渐接近成年人的水平。心脏供血能力的显著提高，保证了青春期日益旺盛的新陈代谢的需要。

3. 肺的发育 在青春期肺活量显著增加，十岁时人的肺活量为1 400毫升，到十四五岁时增至2 000～2 500毫升。

4. 防御能力的增强 进入青春期，人体制造免疫球蛋白（即抗体）的能力、种类和数量都大大增加，防御能力增强。在青春期一般很少得病。

三、男女性征的差异更加显著

随着性发育的开始，男女性征的差异更加显著，这是步入青春期生理发育的一个重要特征。性发育包括性腺、生殖器官、第二性征的发育和性功能的具备。随着青春期发育和性成熟，男女之间外表、体型都会产生明显的差别。一般说来，女性比较纤弱，皮肤较细腻，皮下脂肪比较丰满，无喉结，嗓音尖细，乳房隆起，骨盆宽大，无胡须，体毛较少等。男子则比较高大，肩膀宽平，皮肤较粗糙，有胡须，体毛较多等。这些随着性发育而产生的男女身体各部位的特征，医学上称为第二性征。

青春期的男女心理变化很大，女孩较男孩更为明显。在青春早期，他们往往保持儿童的某些心理特征，较为幼稚，但已具有成人的某些心理特征，能掌握更多的抽象概念，思维活动完备，开始对异性产生爱慕。青春晚期，思维高度发展，能有系统、合乎逻辑地掌握知识，理解能力不断提高，并已接近成人。女孩由于思想单纯，爱美意识强烈，社会经验不足，对自身出现的一些生理变化了解不够，又易受周围环境的影响，特别需要正确的指导和教育，帮助她们了解和适应自身生理和心理上的变化。

◆ 扩展阅读

简介男性生殖系统知识

男性生殖系统见图 2-3。

睾丸：主要功能是产生精子和分泌男性激素（睾酮）。前者与卵子结合而受精，是繁殖后代的重要物质基础，后者则是维持男性第二性征（副性征）的重要物质。

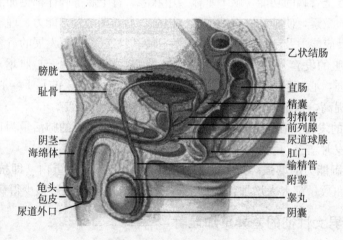

图 2-3　男性生殖系统

附睾：主要功能是促进精子发育和成熟，以及贮藏和运输精子。

输精管：具有很强的蠕动能力，管壁肌肉很厚，主要功能是运输和排泄精子。

精囊：主要功能是分泌一种黏液，既不产生精子，也不贮藏精子。

精索：主要功能是将睾丸和附睾悬吊于阴囊之内，保护睾丸和附睾不受损伤。

射精管：主要功能是射精，射精管壁肌肉较丰富，具有强有力的收缩力，帮助精液射出，同时射精管位于尿道峭位爸上的开口，既小又狭窄，以保证射精时的应有压力，另一方面精液通过狭小开口，似乎有一种"挤出"感，通过神经反射，引发出射精的欣快感，从而达到性高潮期。

前列腺：主要功能是分泌前列腺液，也是精液的组成成分之一（占精液 13%～32%），扩增了的精液，有利于精子的射出，前列腺液在精囊液之后射出。

尿道：主要功能是排泄尿液和精液，是尿液和精液的共同通道。在尿道球部旁有一对尿道球腺，分泌少量液体，也是精液的组成部分，同时，在阴茎勃起进行性交时先流出尿道口，润滑阴茎头部，有利于阴茎插入阴道。

阴囊：主要功能是调节温度，保持睾丸处于恒温环境（35 摄氏度左右）。阴囊处的皮肤薄而柔软。

阴茎：主要功能是排尿、排精液和进行性交，是性行为的主要器官，阴茎皮肤极薄，皮肤下无脂肪，具有活动性和伸展性，阴茎海绵体的血窦可以附入血液，在无性冲动时，阴茎绵软，在性刺激时阴茎海绵体的血窦内血液增多，阴茎则膨大、增粗变硬而勃起，当流入的血液和回流的血液相等时，则阴茎持续勃起。

男性保持身体健康应遵守以下原则。

第一，不抽烟、少喝酒，是确保男性身体健康极其重要的原则。据统计，我国目前吸烟人数达 3 亿多。而吸烟是导致心脑血管疾病发生的重要原因。吸烟者还易患胃溃疡、十二指肠溃疡和神经衰弱等疾病。长期吸烟，会引发心脏病、中风、肺癌和其他癌症及慢性阻塞性肺病等疾患。更重要的是，吸烟导致动脉硬化提前出现，而动脉硬化正是 ED（勃起功能障碍）的病理基础。吸烟者 ED 患病率增高而患病年龄却降低。酗酒对肝脏、消化系统、心血管系统也有很大影响，会导致肝炎、肝硬化、胃炎、胃溃疡和心脏病等各种疾病，直接影响男性健康。

第二，三餐营养规律。繁忙的工作，处于压力下的男性，常常忽视早餐和午餐，并且吃饭不及时。营养学家建议，人们应养成三餐规律的习惯。早餐应占全天热能的 30%，午餐占全天热能的 40%，晚餐占全天热能的 30%，这样可适应人体生理状况和工作需要。体重超重者，早、中、晚餐热能分配改为 30%、50%、20%，有利于减肥。合理的早餐应该富含水分和营养。牛奶、豆浆符合这个要求，可任选一种。同时，还应加上其他主食及适量蛋白质和水果蔬菜。午餐不宜以碳水化合物为主，尤其忌吃方便食品代替午餐，例如方便面、西式快餐等，这些食品营养含量低。上班族的午餐结构应以吃蛋白质和胆碱含量高的肉类、鱼类、禽蛋和大豆制品等食物为主。晚餐讲究量少质高，并选择以碳水化合物为主的食物。因为在热能相等的情况下，脂肪食物更容易引起肥胖。

第三，切忌偏食，口味宜清淡。男性大多偏爱肉类，忽视蔬菜水果，容易导致营养不均衡，引发各种疾病。人在每天应吃齐四类食物，即五谷、蔬果、乳类和肉类，这样才能保证人体一天所需的营养和维生素、矿物质，这就是均衡的饮食。均衡的饮食具体表现为：每餐吃齐四类食物，并以五谷为主食，保证热量和油脂不超标；以蔬果作为纤维素的主要来源，保证纤维足量；保证维生素和矿物质的含量，补充充足的水分和蛋白质；每天摄入一定量的乳制品，除了能提供蛋白质外，还是钙和镁最重要的来源，也是水分的重要来源。吃饭时喝汤的顺序也能影响体重。研究表明，饭前喝汤，苗条健康；饭后喝汤，越喝越胖。

第四，每天睡足 8 小时。男性作为社会和家庭的中坚力量，经常加班熬夜，久而久之就会造成睡眠不足，并易引发一系列疾病。而良好的睡眠，可有效调节生理机能，维持神经系统平衡。睡眠不良、不足，翌日就会感觉头昏脑涨、全身无力。因此，首先要养成按时入睡和起床的良好习惯，遵循睡眠的客观规律。其次，睡前不要进行紧张的脑力劳动，避免剧烈的运动或体力劳动。晚上不宜吸烟，不宜饮用浓茶或咖啡等刺激性饮料，也不要喝过多的饮料或流质。健康的基本原则之一是顺应生物钟，而睡眠是生物钟的基础。临床研究表明，每日平均睡 8 小时者寿命最长，每减少 1 小时，死亡率增高 9％；同时，睡眠过多者也会影响寿命。

第五，每天运动 30 分钟。许多上班族由于长时间坐在办公室，缺乏运动，也就缺乏强身健体的机会。如果每天坚持 30 分钟以上的步行、骑自行车、跳绳、慢跑、划船、游泳、爬山等活动，就可以非常有效地改善人的心肺功能，减少日后患上心脏病、高血压、中风及糖尿病的机会。多做运动并不代表要进行艰辛的体力劳动，可通过以下方法在日常生活中增加活动机会：在可行的情况下将上班的部分车程改为步行；以走楼梯取代乘电梯；长时间伏案工作，定时站起来走走，切忌久坐；利用中午时间以轻快步伐步行 10 分钟；对着电脑工作时，不时地活动肩膀和伸展颈部；

一边听电话，一边来回踱步；看电视在播放广告时站起来伸展筋骨。

第六，每年体检一次。自我保健及定期体检对维持自身健康具有重要意义。社会上对于女性定期体检宣传较多，这在一定程度上导致男性忽略了自身的健康检查。最新研究表明，近年来中青年男性的心梗、猝死的发生率在逐年提高。卫生部提出，35岁以上成人必须每年检查一次血压，每5年测量一次血脂。这足以说明男性体检的重要性。

第七，休闲旅行每年一次。男性一般较女性而言，工作压力更大。他们长期压抑，又背负生活负担，所以必须学会适时放松与调节。旅游，特别是和家人朋友一起，对放松心情十分有利。所以，在百忙当中也要抽出时间与家人朋友进行至少一年一次的休闲旅游来调整紧张情绪。

第八，养成良好生殖卫生习惯。男性不注重清洁，对女方的生殖健康有直接影响。有许多生殖道感染是男女共患的，它们可导致女性阴道炎，甚至影响女性的生育能力。每天应清洗会阴部包括阴茎、尿道外口、包皮、阴囊、腹股沟、阴毛和肛门周围，该区域受大小便影响，易发生污染和病原体感染。

清洗时宜用干净的温水，尽量不用肥皂、浴液等洗涤用品。在具体清洗过程中，应上翻包皮至冠状沟处，将包皮垢一并清除。包茎或包皮长而难以上翻者，应做包皮环切术。此外，还应注意手部的卫生，避免污染外阴。

第九，维持良好健康的性生活。性生活是夫妻感情交流最重要的渠道之一，是幸福婚姻中不可或缺的要素。研究发现，适量和健康的性生活有利于夫妻间生理和心理的交流和沟通，是家庭和谐的一等滋补品，它有助于生理机能的调节。性健康是人类健康的重要组成部分，调查表明，健康状况越好，性生活的满意度越高。夫妻间应该开诚布公，在性功能方面若出现问题，不应羞于启齿，而应以积极心态面对，寻求对方的支持，一同寻找正确的解决方式。在40岁以上的男性中，相当比例的人会遭遇不同程度的性生活问题，如勃起功能障碍、早泄和各种前列腺疾病等。这时，应去正规医院的泌尿外科或男科接受治疗。通过积极治疗，确保良好的家庭生活。

◆ 思考题

了解女性的生殖系统知识及青春期女性的生理特征。

第三讲　女性生理卫生

对自己身体外在的形态以及内在生理周期之变化具有基本认识的女性，要比那些不了解这些知识的女性更能及早确认自己是否生病，或哪里出了问题，并能做好较周全的准备来为她们身体的照顾及维护做决定。每一位女性都该学会为维护自己的健康负责，其中包括持续规律的自我检查、一年一次的健康检查，并且当发现身体有任何改变和症状时马上进行进一步细致的检查。

第一节　女性生理阶段的划分

女性一生中根据性腺卵巢的机能分为以下几个生理阶段。

青春前期：月经来潮之前，卵巢未发育。

青春期发育期：从开始来月经到生殖器官成熟，此时生殖器官发育很快。

性成熟期：是卵巢功能最旺盛时期。性生殖器官发育成熟，卵巢有周期性排卵产生雌激素，这一现象可持续 30 多年。

更年期：年龄为 45～50 岁，卵巢功能开始减退到完全消失，持续 1～2 年，这时月经不规律。

绝经期：年龄大约在 50 岁以后，卵巢功能完全消失，生殖器官萎缩，无月经。

由于社会的发展和人类的进步，人们生活水平的提高以及对美的追求，人的生物年龄和生理年龄的确定存在着一定的难度。

第二节　女生生理卫生常识

女生应该对自己身体的外在形态以及内在生理周期之变化有基本的认识，以便及时了解自身的健康状况。每一位女性都该学会维护自己的健康，包括持续规律的自我检查、一年一次的专业体检等。

一、月经知识

1. 概念 月经是指子宫内膜在雌激素的影响下，发生周期性坏死、脱落并伴有出血的现象。

进入青春期的女性，卵巢逐渐成熟，开始分泌雌激素，促进子宫内膜增厚、充血，在这一时期卵巢和子宫内膜都有周期性的变化。首先是卵巢的卵泡发育，发育至 14 天卵泡排出卵子，并分泌大量的雌激素和孕激素，在这两种激素的共同作用下，子宫内膜继续增生变厚，富于营养，为受精卵的植入做准备。若卵子未受精，两种激素量急剧下降，子宫内膜剥离出血，月经来潮。随后子宫内膜在雌激素的作用下周而复始变化，形成了月经周期。

2. 月经周期及月经期 月经的来潮是女性成熟并有生育能力的标志，它是女子青春期到来的重要标志之一。月经初潮一般在 13～16 岁。超过 18 岁不来月经，属于异常现象。初潮来得早晚与遗传、环境、营养和经济状况等因素有关。月经来潮的第一天算起至下一次月经来潮的前一天为止，为一个月经周期，一般为 28～30 天。提前或推后 7 天，只要基本规律，就属于正常范围。月经持续时间 3～5 天为月经期，第 2～3 天月经出血量较多，第 3～4 天明显减少，总出血量 50～100 毫升。有些人在经前或经期中常伴有下腹胀痛、腰酸、乳房发胀、情绪不安等。

3. 经期卫生 月经期应注意阴部清洁，保持外阴卫生。不宜泡浴和游泳。可适当参加体育运动，避免受凉，避免冷食及冷水澡。保持轻松、愉快的心理状态。

4. 女性生理周期 女性生理周期一般为 28～30 天，可分成四个阶段。

（1）卵泡期：卵泡开始在卵巢内成长，同时卵巢分泌出激素帮助子宫内膜成长。

（2）排卵期：卵泡成熟后便排出卵子，经输卵管由卵巢送往子宫。女性由初潮到闭经为止，卵巢所能排出卵子的总数在 400～500 个。

（3）黄体期：排卵后，若卵子停在输卵管期间，卵子无受精的情况下，子宫内膜便停止成长。

（4）月经期：子宫内膜无法继续成长就会日渐剥落，血液和破碎黏膜便由子宫经阴道排出，这就是经血，同时体内另一个周期循环也随之开始。

二、白带问题

女性从青春期开始就有阴道分泌物的排出，称为白带。正常情况下，白带为白色黏液，量不多，一般没有气味，不污染内裤。白带将随着排卵期的临近，子宫颈腺分泌旺盛而逐渐增多，排卵后减少。

如果白带颜色略有变深，量增多，但黏性和正常时相同，这可能是使用了避孕药、雌激素药引起，或者是体虚湿盛，不是感染炎症，不需做阴道检查，也不需要吃抗菌药物，更不用做阴道冲洗。应壮肾补虚、健脾祛湿，可用中药调理。

白带呈黄、绿色，脓性异臭，内裤上有明显的脓迹，检查发现阴道腔里有多量脓液，此症状为化脓性细菌感染性阴道炎，或淋球菌感染的淋病，应去正规医院检查治疗。

白带呈乳白色，混有多量豆腐渣样白色小碎块者，为霉菌感染所致。有的甚至在大阴唇、阴道口被白色豆腐渣样封着，内裤上也沾满这些霉菌，其原因是霉菌感染，要注意内裤干爽及清洗自己专用的用具并彻底地晒太阳；另外也有可能是最近全身或局部使用抗菌药物过量、过久所致，若是这样，应马上停药，并去正规医院治疗。

白带呈浅黄水样并有多量泡沫，明显感觉瘙痒，往往抓破外阴皮肤还不过瘾，有可能为滴虫感染所致的阴道滴虫病；白带量多，灰白色，有烂鱼腥臭气味，性交后加重者，则为细菌性阴道病；白带中夹有多少不定的鲜血，并伴有中下腹痛者，往往是子宫内膜感染。其他如血性、陈旧血性、腐败黄水样脓血性等症的白带，其发生年龄均较大，恶性病变可能性也较大，应及时去医院检查治疗。

三、女生外生殖器官的清洁和卫生

女性生殖器在结构和生理上比男性复杂，阴道口和肛门口的位置很接近，因此，清洁卫生工作就更为重要。女性外阴特点是皱褶多而深，脱落的表皮和白带等组成的污垢多而湿黏，粘附于外阴皱襞，易于病原菌的生长和繁殖，并刺激局部引起瘙痒和感染炎症，将增加引起上行性阴道感染炎症的机会。

外阴清洁要勤，要注意清洗的方法。一般多用清水冲洗，不用或少用碱性皂（液），以减少皂碱对外阴娇嫩皮肤的刺激，避免因减低阴道酸度，而降低对病原菌感染的抵抗能力。

清洗外阴的顺序：先由外向内，再由内向外。先从大阴唇开始洗向小阴唇、阴蒂周围及阴道前庭，阴蒂下方尿道口部位常是病菌隐藏之处，需特别注意清洗。然后从大阴唇向外擦洗其外侧、阴阜、阴毛、大腿内侧，最后清洗后阴、肛门。

女性如果不注意清洗外阴的方法和顺序，而是逆向将肛门口的大肠杆菌带进了阴道，会引起大肠杆菌性阴道炎，表现为白带呈稀白糊状，微带黄色，脏污内裤。

女生最好每天晚上临睡前清洗外阴,如果有条件月经期间一天要洗 2 次,最佳的方法是选择流动的水进行冲洗。正常情况下,阴道腔内是不必清洗的。女性的尿道短、直,易于病菌侵入,白带、尿渍经常污染内裤,要注意勤换、勤洗内裤,并要挂在太阳下晒干,以便杀灭致病细菌、霉菌。女性的内裤要选用全棉、无刺激、宽松不紧裹的天然材质,以免造成外阴发痒、发炎。

女生在第一次月经来潮前,由于精神、心理上的紧张,易出现烦躁、忧郁、头痛、腹胀、乳房胀等不适症状。一般不需要药物治疗,适当地休息和放松,过一两天就会自行消失。

四、女生月经期间的卫生

(1)无论月经量多少,4 小时要更换一次卫生巾。及时更换卫生巾可避免一些炎症的发生。

(2)及时清洗外阴。外阴存留的经血血迹是细菌的繁殖剂,这些经血对外阴有一定的刺激作用,不及时清洗会伴随瘙痒和不舒服的感觉。清洗外阴所用的容器、毛巾都应该是单独的。洗外阴的毛巾要经常晾晒,避免一些细菌的生长。

(3)经期避免游泳。水通过外阴流进阴道,进入宫颈可能会引起感染;月经期间避免或少做一些重体力活动、反复的腹压(比如仰卧起坐)以及长跑等剧烈的体育活动,适当的活动是有益的。

(4)有意识地减小经期焦虑症状带来的主观影响。月经本身是不会影响到个人的智力,也不会影响到学习和考试成绩的。经期的焦虑情绪往往更容易对个人产生负面影响。情绪的变化和紧张还能影响生殖激素水平,导致排卵抑制周期紊乱。如果正确对待它,反倒是一副兴奋剂,使你发挥得更好!

(5)推迟月经的药物会有一定的副作用。痛经时可以用一些改善痛经症状的药物来缓解,放松心情对痛经能起到至关重要的作用。有些女性受痛经困扰,严重的痛经则表现为脸色苍白、行走困难、腹部胀痛、痉挛性疼痛等,影响到正常的学习和生活。这时就需要进行医疗检查,在医生的指导下减缓疼痛。

(6)不少女性在月经期间会选择穿紧身内衣,她们认为这样不但可以免除侧漏的尴尬,还能在一定程度上缓解腹痛,其实这样是不科学的。国外医学研究表明,很大一部分妇科疾病是由穿紧身内衣造成的。如果女性常穿紧身内衣,尤其在月经期,容易使经血流出不畅,而且在脱穿时还会使盆腔腹压突变,很容易造成经血逆流,最终出现经期腰疼、腹痛症状,甚至导致不孕症。

因此女性在经期应选择稍宽松的内衣。

由于月经期腰、腹部会大量出汗，也容易产生细菌感染，所以，在选择透气性好的棉质内衣的同时，还应该做到每天换洗。

特别提示：长期使用紧身束腰，会挤压腰部脂肪，使腰身成为葫芦形，影响腰部血液循环，容易导致慢性腰肌劳损，造成胃肠受压而影响血氧供应和正常蠕动，导致食欲不振、消化不良。所以千万不能为了身材苗条而误了健康。

五、乳房知识

女性健美的重要标志之一就在于乳房耸起所形成的外部体形的曲线美。那么，怎样才能养护好乳房，并达到健美呢？不少女性缺乏乳房知识，结果不仅没有科学地加以养护，反而造成了刺激和伤害，导致不良后果。

1. 乳房的生理结构　乳房是女性的第二性征之一，主要由腺体、导管、脂肪组织和纤维组织等构成，其内部结构有如一棵倒着生长的小树（图 3-1）。

乳房腺体由 15～20 个腺叶组成，每一腺叶分成若干个腺小叶，每一腺小叶又由 10～100 个腺泡组成。这些腺泡紧密地排列在小乳管周围，腺泡的开口与小乳管相连。多个小乳管汇集成小叶间乳管，多个小叶间乳管再进一步汇集成一根整个腺叶的乳腺导管，又名输乳管。

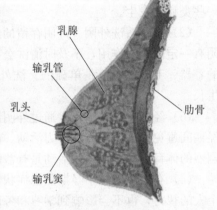

图 3-1　乳房的结构

2. 影响乳房健康的三种不良习惯

（1）激进的饥饿疗法或单调片面的饮食习惯会使脂肪组织迅速减少，剩下的只是松弛的皮肤。想减肥的人，为了一对美丽的乳房，也应该循序渐进地食用合适且营养丰富的饮食。

（2）不合体的胸罩。要想获得一对饱满的乳房，合适的胸罩绝对重要。因为乳房的皮肤极易被乳房的重量拉得失去弹性。那些胸部较小而且不喜欢戴胸罩的女性，至少在从事剧烈运动时，应戴上胸罩保护乳房。

（3）过多的阳光照射。乳房的皮肤与脸部皮肤一样敏感，会由于阳光的照射而迅速变得难看。结果就是在乳房之间产生细小皱纹，并且在颈部以下胸部以上的皮肤区域产生色斑。因此，当你到阳光下时，应涂上具有较强抗紫外线功能的防晒霜。

3. 乳房健康的自我检查　乳房健康的自我检查主要有以下几步。

一看：面对镜子双手下垂，仔细看乳房两边是否大小对称，有无不正常突起，皮肤及乳头是否有凹陷或湿疹。

二触：左手上提至头部后侧，用右手检查左乳，以手指之指腹轻压乳房，由乳头开始做环状顺时针方向检查，逐渐向外（3～4 圈）至全部乳房检查完整为止，并用同样方法检查右边乳房。

三卧：平躺下来，右肩下放一枕头，将右手弯曲置于头下，重复 2 次来检查乳房。

四压：除了乳房，还需检查有无腋下淋巴结肿大，最后再以大拇指和食指挤压乳头，注意有无异常分泌物。

4. 保持乳房健康的要点

（1）女性乳房在 10～13 岁开始发育，随着年龄的增长逐渐增大隆起，到 17～18 岁时发育成熟，使用合适的乳罩，有利于乳房的良好发育。在内分泌激素的作用下，在月经周期的不同阶段，在性兴奋时以及怀孕、哺乳期中，乳房都要发生变化。注意清洁，保持卫生尤为重要。

（2）乳房是女性美丽的重要标志，凸现的乳峰，是女性曲线美的首要条件，拥有一对丰满健美的乳房，是女性的骄傲。因此，女孩子从青春发育期开始，就要摄入适量肉类等营养，保持偏胖体型，充裕的脂肪是乳房发育的基础，过于苗条不利于乳房的发育。经常进行体育锻炼，参加游泳运动，对于良好形体的塑造起着积极、有效的作用。

（3）注意衣着宽松和佩戴大小合适的乳罩。女孩子要自尊自重，未婚先孕与多次的流产，都是造成乳房下垂的原因。

六、女大学生常患的妇科疾病

1. 女大学生患妇科疾病的原因　女生出现的妇科常见疾病有痛经、月经不调、闭经、淋漓、带下等。主要原因有以下三个方面。

（1）生理、心理的急速变化：在人生的发展过程中，女大学生已进入人生发展曲线的四大高峰期：生理变化高峰、智力发育高峰、体力发育高峰和社会需求高峰。她们是具有较多心理及行为问题的一类特殊人群，她们要经历人生的许多第一次：第一次离开父母，第一次独立生活，第一次独立思考问题，第一次有了自己的爱……生理上的急剧变化和接触社会的增多，又是引发心理问题的导火线，促使女大学生在意识、思维、情感、态度、行为和品德诸多方面不断发生变化。尤其是随着生殖器官的发育成熟、第二性征的出现、性激素的分泌、性意识的萌发等生理因素和繁重的脑力劳动的影响，常常会引起内分泌失调，从而导致经期的紊乱。

（2）学习负担加重，剧烈活动增多：调查资料表明，三年级女生患病率最高，在全部患者中，又以患痛经与带下者居多。这说明妇科常见疾病的发生，与学习负担的轻重和体力活动的强弱程度有关。

（3）卫生意识贫乏，不注意个人保健：在全校女生中，来自农村的占85％左右，心理和生理卫生知识缺乏，不注意个人卫生保健，经期到来，仍习惯盆浴、游泳和参加剧烈活动，平时不勤换内裤，不注意保持外阴清洁。更为甚者，有部分女生存在封建意识，初患妇科病，碍于情面不及时请医生诊治，致使病情越来越重。

女大学生在防治妇科疾病方面应以预防为主，坚持防重于治的方针，在预防措施中，应重视、了解、掌握相关的卫生知识，加强自身保健工作，尤其是要注意经期卫生。从根本上避免或减少妇科疾病的发生和发展。只要平时在各个环节上注意，疾病是完全可以预防的。

2. 常见妇科疾病的预防

（1）不吸烟：吸烟有害健康是人人皆知的道理，然而很少有人知道，吸烟会增加流产的概率。不仅如此，有研究表明，不孕、早产、胎儿畸形都与长期的吸烟习惯有着密切的联系。

（2）坚持服用维生素C、维生素E，或者注意多吃富含维生素C和维生素E的食物：卵巢癌是死亡率相当高的一种妇科疾病，其癌变早期毫无症状；一旦有临床症状时，往往已到晚期，所以其危险度不可小视，维生素C和维生素E能有效抵抗卵巢癌的侵袭。

（3）经期换戴无钢圈胸衣：钢圈胸衣虽然能托起双乳、塑造完美胸型，但是却会严重影响乳房的自由活动，经期乳房膨胀的时候，自然就会引起疼痛。

（4）多吃谷类早餐：每天一顿谷类早餐就可满足叶酸摄取的需要，可以有效预防宫颈癌的发生。

（5）在医生指导下服用避孕药：在医生指导下适当服用避孕药可以减少子宫内膜癌的患病概率。雌性激素会加速子宫内膜癌细胞的分裂，而避孕药中的黄体酮恰恰能对雌性激素起到抑制作用。

 扩展阅读

简述人体知识

1. 人体有颅腔（大脑和小脑）、胸腔（肺和心脏）、腹腔（肝、胆、胰、脾、肾、胃、肠）、盆腔（男性有前列腺、精巢、膀胱，女性有子宫、卵巢……）等 4 个腔及内含相应的脏器。

2. 人体的 8 个系统，即：消化系统、神经系统、呼吸系统、循环系统、运动系统、内分泌系统、泌尿系统和生殖系统。

3. 成年人共有 206 块骨、400 多块骨骼肌，最小骨在腕关节。

4. 主要脏器的位置及功能：

心脏：心脏位于人体胸腔中间偏左的部位。它的功能是通过不停的跳动，把血液输送到全身，供给人体需要的营养物质和氧气，排出二氧化碳和代谢废物。

肺：肺位于胸腔内，呈半圆锥形，左右各一。肺是呼吸系统的主要器官，是气体交换的场所。

肝脏：肝脏位于腹腔的右上部，是人体最大的消化腺。肝脏对于人体内蛋白质、糖类、脂类等多种物质的代谢起主要作用。肝脏有分泌胆汁、贮存养分和解毒等作用。

胃：胃位于左上腹部，是消化道最膨大的部分，呈囊状。胃的功能是分泌胃液，胃壁肌肉收缩时能引起胃的蠕动，使胃里的食物跟胃液充分混合，并把初步消化后形成的食糜分批地送入小肠。

肾脏：肾脏在腹后壁脊柱的两旁，左、右各一个，外形像蚕豆，新鲜时呈红褐色。肾脏是形成尿液的器官，借以排出体内大量形成的代谢终产物。

思考题

1. 对女性的生理现象及自身的身体状况了解多少？

2. 在平时如何养成良好的性行为和卫生习惯？

第四讲　女性心理健康知识

具备良好的心理方面的知识，是适应社会发展和进步、提高生活质量的保证。女性特殊的生理特点和身体条件，以及追求美的心态，使得保持良好的心理状态尤为重要。

第一节　心理健康的含义和基本标准

大学生一般年龄在 18～24 岁，正处于青年时期，缺少社会经验和阅历，心理成熟度不高，同时面对升学、就业、择偶等各方面的压力和竞争，更容易出现心理适应不良，严重的出现心理障碍乃至心理疾病。据教育部调查显示，当代大学生存在的心理问题主要表现在社会适应性、人际关系、恋爱及性意识困扰、学业与就业等方面。

在现实状况下，掌握一些心理健康知识尤为重要。

一、心理健康的含义

1946 年，在第三届国际心理卫生大会上将心理健康定义为：心理健康是指人在身体、智能以及情感上与他人的心理健康不相矛盾的范围内，将个人心境发展成为最佳状态。具体表现为：身体、智力、情绪十分协调；适应环境，人际关系中彼此能谦让；有幸福感；在工作和职业中，能充分发挥自己的能力，过有效率的生活。此外，人们还从不同的方面来进行解释。有人认为心理健康是人们对环境能够高效而愉快地适应。也有人认为心理健康应是一种积极、丰富而持续的心理状态，在这种心理状态下适应良好，具有生命活力，能充分发展其身心潜能而绝非仅仅没有心理疾病。还有人认为，心理健康表现为积极性、创造性和人格的统一，有行动热情和良好的社会适应力。较为普遍的观点认为心理健康能够充分发挥个人的最大潜能，并且妥善处理和适应人与人之间、人与社会环境之间的相互关系。具体地说包括两层含义：一是与绝大多数人相比，其心理功能是正常的，无心理疾病；二是能积极调节自己的心理状态，顺应环境，能有效地、富有建设性地完善个人生活。基于以上观点，心理健康是指个体在适应环境的过程中，生理、心理和社会性方面达到协调一致，保持一种良好的心理功能状态。

二、心理健康的基本标准

作为一个社会人具有良好的心理健康状态是一生适应各种挑战的精神支柱，是一生保持良好生活质量的精神动力。那么，心理健康的标准是什么？

1. 不健康心理与性格表现 在一次市级基层的排球比赛中，某队员在场上发挥不佳，失误过多，直接影响了全队的比赛状态和成绩。该队员执意不肯被替换，导致第一局比赛失利。直至第二局被教练强行换下，之后，场上队员在没有干扰的情况下齐心协力，最终赢得了全场比赛的胜利！该队员即为典型的戏剧化多情性格表现。

（1）强迫固执性格（强迫型人格）：不善与人情感上来往和交流，不轻易表露自己情绪。

优点是善用理智，办事稳妥，小心谨慎，责任心强。

缺点是不适应在需要随机应变、应付感情的场所与人交流（平时不苟言笑），令人敬而远之，易产生紧张人际关系。

（2）戏剧化多情性格（癔病型人格）：情绪波动大，思想行为受情绪支配，缺乏理智与自我克制意识，暗示性强，爱幻想，爱夸大与虚构事实情节。爱表现自己，矫揉造作，呈戏剧化样做作。喜欢挑逗别人，诱惑异性，玩弄或威胁别人。善变、多情，人格不成熟，情绪极不稳定。

（3）敏感孤独性格（分裂型人格）：儿童时期优柔寡断，过分顺从，极度羞怯，孤独敏感。成年后仍离群索居，淡漠孤僻，害羞胆怯，缺乏进取心，无法与他人和睦相处。

（4）多疑猜想性格（偏执型人格）：主观武断，固执己见，易感委屈，易抱成见，易起疑心，易生嫉妒，易怀恨在心，好与人争辩，难以接受批评，苛刻精细，吹毛求疵，情绪易激动，容易感到愤慨不平。

（5）被动依赖性格（被动型人格）：做事需依赖他人，很少能独立负责，缺少自己计划、自己执行、自我负责的习惯，常作为旁观者、追随者。通常无法直接、主动地表现自己的意见与主张，处于某种情况下，常惊惶失措，不知如何办理。

（6）自私冲动性格（反社会型人格）：自私，较注重个人利益，不考虑他人的立场与利益，而且为了自己的享受或利益，常可以冲动地采取行动，做出一些妨碍他人或公共利益的事情。比较缺少羞耻感或罪恶感，不讲公正。

（7）边缘型性格：情感极不稳定，常有冲动行为，喜欢冒险，易做些害人不利己的蠢事，如偷东西、杀人、打人、赌博、乱花钱，经常更换工作，生活到处漂泊，有时残酷冷淡不近人情，有时显得软弱可怜，需别人托养，人际关系极不稳定。

2. 心理健康的标准 美国心理学家马斯洛和米特尔曼提出，作为一个社会人心理健康的标准应包括：

（1）有充分的安全感。

（2）对自己有充分的了解，并能对自己的能力做出适当的评价。

（3）生活理想和目标切合实际。

（4）与周围环境保持良好的接触。

（5）能保持自身人格的完整和和谐。

（6）具有从经验中学习的能力。

（7）保持良好人际关系。

（8）适度的情绪发展与控制。

（9）在集体要求的前提下，较好地发挥自己的个性。

（10）在社会规范的前提下，恰当满足个人的基本需要。

3. 当前青少年学生心理健康的标准 参照现实社会生活及人们的心理和行为表现，青少年学生的心理健康标准应从以下七个方面来考虑。

（1）智力正常：智力是以思维能力为核心的各种认识能力和操作能力的总和。它是衡量一个人心理健康最重要的标志之一。正常的智力水平是人们生活、学习、工作的最基本的心理条件。

（2）情绪适中：是指情绪的产生是由适当的原因所引起，情绪的持续时间是随着客观情况的变化而变化，情绪活动的主流是愉快的、欢乐的、稳定的。一个人的情绪适中，就会使整个身心处于积极向上的状态，对一切事物充满信心和希望。

（3）意志健全：一个人的意志是否健全主要表现在意志品质上，意志品质是衡量心理健康的主要意志标准，其中行动的自觉性、果断性和顽强性是意志健全的重要标志。反应适度是意志健全的主要组成部分，也是心理健康的外在表现之一。反应适度说明人的行为表现协调有度。

（4）人格统一：人格是指一个人的整个精神面貌，即具有一定倾向性的心理特征的总和。如果各种成分之间的关系协调，人的行为就是正常的；如果失调，就会造成人格分裂，产生不正常的行为。

（5）人际关系和谐：人际关系和谐是心理健康的重要标准，也是维持心理健康的重要条件之一。人际关系和谐具体表现为：在人际交往中，心理相容，互相接纳、尊重，而不是心理相克，相互排斥、贬低；对人情感真诚、善良，而不是冷漠无情，施虐、害人；以集体利益为重，关心、奉献，而不是私字当头、损人利己等。

（6）与社会协调一致：心理健康的人，能与社会保持良好的接触，认识社会，了解社会，使自己的思想、信念、目标和行动跟上时代发展的步伐，与社会的进步和发展协调一致。

（7）心理特点符合年龄特征：人的一生包括不同年龄阶段，每一年龄阶段其心理发展都表现出相应的质的特征，称为心理年龄特征。一个人心理行为的发展，总是随着年龄的增长而发展变化。如果一个人的认识、情感和言语举止等心理行为表现基本符合他的年龄特征，是心理健康的表现；如果严重偏离相应的年龄特征，心理发展严重滞后或超前，则是行为异常、心理不健康的表现。

4. 女大学生心理健康的标准 女大学生正处于青春发育的中后期，根据生理、心理发展的特征以及特定社会角色的要求，其心理健康的标准可以概括为：

（1）满意的心境：满意的心境是一种自我感觉良好的状态。这表现在女生对自己的相貌、身材、学习成绩、与同学的关系等方面。心理健康的人无论处于顺境或逆境，都能够较好控制情绪，随遇而安，积极地寻找到生活的乐趣，发现生活的光明面，保持稳定和积极向上的心态。满意的心境主要来源于较高的精神修养，这与人生态度和价值观有很大的关系，具有满意心境的人往往具有一定的幽默感。幽默感可以调节情绪，放松精神，减轻焦虑，保持愉快的心情和氛围。

（2）和谐的人际关系：大学生的成长绝不是一个封闭的过程，而是一个开放的社会运动的过程。每位女生都需要与其他社会成员之间建立这样或那样的联系，最终成为一个社会人。心理健康的女生乐于与他人交往，对集体有一种休戚相关、安危与共的情感。与同学和老师和睦相处，融洽共事，并通过积极的人际交往有思想和认识上的收获以及在心理上的良好调节。

（3）坚强的意志力：意志是人意识能动性的集中体现，是个体重要的精神支柱。坚强的意志是人们取得事业成功的先决心理条件之一，这也是当前的女大学生普遍缺乏的重要方面。作为人凡事总会遇到各种各样意想不到的困难，而只有克服了各种苦难的人才可能到达辉煌的顶点。在女大学生的学习生活中，常常有许多人看到困难就退却，就绕道走，碰到挫折就退缩，就败下阵来，这些缺乏意志力的表现就成为成功道路上的拦路虎。如果没有坚韧的意志品质，颓废、疑虑、焦急、抑郁等情绪一旦占了上风，往往会诱发心理障碍乃至心理疾病。因此，女大学生都应在大风大浪中锻炼自己，磨炼个人坚韧的意志品质，以迎接各种挑战，把握各种机遇，让生活更加充实。

（4）完整的人格：人格是个人比较稳定的心理特征的总和。要做到心理健康必须首先培养健全的人格，其主要标志是：人格的各个结构不存在明显缺陷与偏差；具有清醒的自我意识；以积极进取的人生观作为人格的核心，并有效地支配自己的心理行为；有相对完整统一的心理特征。

（5）良好的个性：良好的个性是每个人成才的重要心理因素，人才的类型、人才的层次、人才所能够达到的最高境界等都与人的个性有很大关系。特别是一名女性，具备良好的个性对自己、对社会、对家庭都是非常有益的！

女大学生要知道：良好的个性是获得众多朋友的基础，是人际和谐、家庭幸福的基本条件，同时也是最能够善待自己、完善自我的能力体现。不仅在道德上，而且在自我发展上，个性良好的人比较容易得到和谐发展。而个性不良的人则完全相反，在走向成功的路途中会有更多的坎坷，不仅获得成功比较难，而且即使得到成功，也很难获得真正的幸福，人生也会充满着痛苦。

第二节　女大学生心理健康问题

与男生相比，女大学生面临着更为复杂的环境和机遇。一方面，她们受传统文化中消极因素的影响以及习惯势力的束缚；另一方面，现代社会的要求，市场经济的发展，又使她们与男生一样跻身于生存空间的竞争和拼搏中。在心理方面呈现出复杂性和多样性的特点。

一、女大学生心理健康问题

女性已经成为社会发展和进步的重要力量。女性综合文化知识的普及和提高是国盛民强的基石，因为她们担负着孕育生命、教育后代、提高家庭知识层次和生活质量从而提升中华民族整体水平的重任。而目前高校的大多数女学生虽然是女性中的高文化人群，但由于学习科目的相对集中、升学的压力、独生子女等方面的原因，对学生的教育往往注重智育的提高，而德育、体育方面极为缺乏，造成目前的大多数学生综合素质较低、依赖性强、处理棘手问题的能力差，加上自我调节能力的不足，导致多种心理问题的出现，不能自我调整和解脱，极易出现心理失常甚至心理疾病，影响正常的学习和生活，造成不应有的后果和损失。

女大学生往往由于家庭、情绪、生理等方面的问题，一段时间不能正常学习和生活。像就业压力、人际关系紧张、形体不佳、失恋、经济拮据、考试焦虑等一系列不尽如人意的事情都会对处世不深、心理承受能力不强、意志薄弱的大学生带来心理上的不平衡和内心的极度痛苦。

人是不可能避免心理问题的。但了解了心理健康知识，女大学生的预防意识会增强，在心情不好的时候，遭受挫折的时候，会主动调整心态开解自己，防止极端情绪的出现，可以减少或消除心理疾病对自身的伤害。

二、影响女大学生心理健康的因素

科学研究发现，引起心理疾病的因素是十分复杂的。它是心理、生理、社会诸多因素共同作用于个体的结果。

1. 心理因素的影响 青春期是人的一生中心理发展变化最激烈的时期，面临着一系列生理、心理、社会方面的适应课题。处在这一特定发展阶段的女生，由于心理发展不成熟，情绪不够稳定，心理冲突、矛盾时有发生，极易导致适应不良，出现心理障碍。心理因素的影响可以归纳为：

（1）个性的缺陷：在同等条件下面对同样的挫折，不同的个体会有不同的反应。这与人的个性有直接关系。

通常具有性格内向、心胸狭窄、斤斤计较、孤僻封闭、自卑忧郁、急躁冲动、固执多疑、爱慕虚荣等性格表现的人，要比个性开朗大度、乐观向上的人更易患心理疾病。

（2）心理素质不佳：青春期女生的心理素质不仅影响她们的成长发展，也影响她们的健康。从现实看，随着整个社会发展的加快和各方面压力的增加，一些学生惧怕失败，一遇到困难就自责自怨或埋怨社会和他人，灰心失望，精神不振，由此造成恶性循环，而陷入消极的心理状态，久而久之形成心理疾病。

（3）情绪不稳定性：青年女学生的情绪处在最动荡和最复杂的时期，鲜明的特征是引发情绪的两极化。情绪起伏过大，缺乏对事物的客观判断；强烈情感需求与内心的闭锁，情绪激荡而缺乏冷静的思考，极易走向极端，使她们常常体验着人生的各种苦恼，由此产生内心矛盾冲突而诱发各种心理问题。

（4）情感困惑与冲动：青年期生理发育基本成熟，但由于社会道德习俗、法律和其他的约束，如不能正确处理和调节，极易出现焦虑，甚至心理疾患。

2. 学习环境与生活压力的影响 学生的主要任务是学习，有限的时间内要完成繁重的学习任务，心理压力很大。同时，进入大学后，要面对生活环境、学习方式等多方面的变化。

（1）学习负担过重：对大学生学习时间的调查发现，有相当多的学生每天学习上课的时间达10小时，而睡眠时间严重不足。学习是一项艰苦的脑力劳动，长期学习负担过重使大脑过度疲劳，大脑皮层活动机能减弱，另外，课程设置不合理，学生在学习上贪多、求全，对自己评价过高或低，家长的期望及外界的压力，学校引导不力等都是造成学生学习负担过重的因素。

（2）专业选择不当：一些学生在高考选择专业时有一定盲目性。当所学专业不符合个人的兴趣和条件时，就会产生调换专业的要求。一旦不能如愿，就会表现出对学习厌烦，消极悲观，随意缺课。其实，专业兴趣是可以培养的，即使现在所学专业确实不能发挥自己的长处，今后还会有多次选择的机会。作者曾遇到一名学生，刚进高校上课两天就想要退学，原因是不喜欢所学专业。为此作者对该学生提出了一个简单的计划：先进行一段时间的尝试学习，如果仍不喜欢所选专业再办退学也不迟。经过一段时间的高校学习和生活后，该生对所学专业就有了全新的认识和了解，逐渐产生了浓厚的兴趣，顺利完成了学业。

（3）不适应大学生活：从中学到大学，环境改变很大，无论是学习方面还是生活方面，乃至人际关系，都需要重新适应。大学主要培养学生的自学能力和生活的自理能力，以及产生心理落差时的自我调节能力。

（4）业余生活单调：大学生活仍然可以用"三点一线"来概括，学生的生活环境主要是课堂、食堂、宿舍，生活相对比较单调，缺乏足够的娱乐场所，而青年人处于长知识、长身体的阶段，好奇心强，精力充沛，对业余生活的多样化要求迫切，但常常不能满足，因而缺乏生活的乐趣，感到枯燥无味。

3. 社会环境的影响　专家认为，许多心理问题是由于人们对环境的不良适应而引起的。改革开放以来，中国社会发生了较大转变。随着市场经济体制的建立，竞争机制的引入，人们的生活方式、价值观念发生了较大转变，追求高标准的工作环境和生活条件，相互攀比，使得人的心理活动更加丰富和复杂，社会不良影响和各种压力威胁着人们的心理健康，从而导致心理障碍的发生率逐年增加。

（1）社会文化背景：当代大学生处在东西方文化交织、多种价值观冲突的时代。在面对不同的文化和价值观的选择上，常常会感到茫然、疑惑、混乱。求新求异的心理使她们盲目追求所谓"流行文化"，而陷入空虚、压抑、紧张的状态，在人生道路的选择上处于两难或多难的境地，长期的心理冲突必然导致心理的失调。

（2）大众传播媒介的影响：随着科学技术的发展，大众传播手段越来越丰富。女大学生一般求知欲强，但辨别力弱，崇尚科学但缺乏辩证思维。当前的一些格调低下的杂志作品及观念错误的书籍报刊泛滥和对网吧的沉迷，对青年学生的思想及行为带来了消极的影响，阻碍了她们的健康成长。

（3）家庭环境的影响：心理学家研究证明，家庭环境对人的一生发展能产生重大的影响，特别是早年的人格结构在以后的心理发展中打下了深深的烙印。家庭环境包括家庭人际关系、父母教育方式、父母人格特征等因素。国外学者对恐怖症、强迫症、焦虑症和抑郁症四种神经症患者的早期经历与家庭关系的调查表明，这四种神经症患者的父母与正常个体的父母相比，表现出较少的情感温暖，较多的拒绝态度或者过分保护。儿童早期的信任感和安全感的缺乏随着心理发展逐渐产生一种孤独无助的性格，难以与人相处，因而容易产生心理异常。

总之，女大学生心理问题与心理障碍产生的原因是多方面的。生物因素、心理因素、社会因素常常交织在一起，相互联系，相互作用，相互制约，某些先天因素的不健全，加上不良社会文化环境的影响所造成的在心理发展中出现的异常状态，容易导致心理疾患。因此，保持和维护心理健康必须从多种渠道入手。

第三节　培养女大学生健康的心理

积极有效地调节和培养女大学生健康的心理应从以下几方面入手：

一、掌握一定的心理卫生知识

女大学生要增强心理卫生意识，学习和掌握一些心理卫生知识，就等于把握了心理健康的钥匙，在必要时就可以用来进行自我调节。也可以说是掌握了心理健康的主动。

二、建立合理的生活秩序

许多住校女生是第一次过自主的生活，开始时往往觉得时间多得不知怎样利用。因此，必须尽快建立合理的生活秩序，使学习和生活紧张而有规律，以便提高自己的学习和生活质量。

三、安排适当的学习时间

大学生的主要任务是学习，很多心理活动都与学习有关。研究表明，个体在适度的压力和焦虑情绪之下，可以提高思考力和机敏度，因此女大学生的学习应有一定的压力，这种压力对心理健康发展及学业的完成是积极的，而且是必要的，但不能过分加重负担。许多新生入学，容易出现两种倾向：一是认为十几年的寒窗苦读之后应该好好地轻松轻松，而大学相对中学来说，自主的时间较多，没有老师和家长的过多干涉与束缚，于是终日放松自己，不思进取，任时光荒废过去；二是不太适应大学的学习方式，同时周围又强手云集，以前在本地区的那种优势已不复存在，而家乡父老所给予的众望使其压力重重，产生高度焦虑，在学习上被动应付，进而严重影响自信心。这两种不良倾向，最终都可能导致学业上的挫折，带来苦恼及自我否定等心理问题。

四、确立合理的生活节奏

大学的校园生活是丰富多彩的，这为合理安排生活节奏、积极参加多种多样的文体活动提供了十分有利的外在条件。这样不仅调剂了紧张的学习生活，又可以开阔视野广交朋友；发现自己在各方面的潜力，增加与他人相处的经验，从中体验到大学生活的快乐。这种平稳的积极状态，能使她们充分发挥其潜在能量，增强自信，生活有节奏而劳逸结合，不仅提高学习效率，也可达到最佳的适应状态。

五、注意用脑卫生

大脑是心理活动最重要的物质基础。过度的疲劳、紧张，或长时间的高度兴奋、强烈刺激，都会引起脑功能失调，若要恢复失调的脑功能，颇为费时费力。因此，女大学生千万注意不要图一时之快，逞一时之强，忽略用脑卫生。

六、保持健康的情绪

首先应学会合理宣泄，找到充分表达自己情绪的方法，既不要压抑自己，也不要放纵自己。人们在日常生活中，难免会被周围的各种不良因素所影响。然而，剧烈的情绪会降低人的理智水平，一旦失控，会造成许多意想不到的后果。所以，一个人应该在自己情绪剧烈变化的过程中，及时予以控制，以避免愤怒情绪的最终爆发。其次，对于消极情绪，要学会几种自我疏导、自我排遣的方式。当遇到一些忧愁、不平和烦恼时，应把它发泄出来，长期压抑情绪是有害于心理健康的。在忧郁的时候，找知心朋友或亲人倾诉，甚至大哭一场也不失为一种调整机体平衡的方式。也可以用转移的方式：当遇到一件令人沮丧的事情时应有意识地避开，以看看电影、听听音乐、进行体育锻炼等娱乐形式把注意力转移到其他事物上去，及时地把忧愁排解出来。另外，幽默也是维护心理健康很好的调节方式。

七、建立良好的人际关系，学会去爱

建立良好而真诚的人际关系，是非常重要的心理保健途径。大学生都是同

齡人，共同点较多，人际关系比社会上单纯，和谐的人际关系可以增加自信和相互间的理解，减少心理上的不适感。而实现平衡、健康的心理是需要丰富营养的，最重要的营养就是爱，爱不是抽象的概念，它有着十分丰富的内涵。除了通常意义上的男女爱情之外，诸如眷恋、关怀、惦念、安慰、鼓励、帮助、支持、理解等，都可归为爱的范畴，而这些都可以从良好的人际关系中得到，并且又使人际关系更为和谐。

大学生的友谊往往是深刻而持久的，它可以成为女大学生感情的寄托，可以增加归属感。而且，主动关心他人、理解他人，又能促使自己拥有博大的胸怀，从而大大增加生活、学习、工作的能力和力量，最大限度地减少心理应激和心理危机感，这是人们维护和保持心理健康的最基本、最重要的因素之一。

一个孤芳自赏、离群索居、生活在群体之外的女性，是不可能做到心理健康的。在交往过程中应该意识到，现实生活中的每个人都不可能是完美无缺的，在个性、行为习惯、价值观念和情绪状态等各个方面都可能会有各自的优点与不足，因此，对他人要有一种宽容的态度，不要对他人期望过高，否则往往会产生失望感，其结果是使自己的心理平衡受到干扰，对自己造成更大的不良影响。

每个人都有成功的欲望，女大学生也是如此。但每个人的能力都有一定的限度，都具有优势和劣势两个方面。一个心理健康的人，应该能对自己的能力做出客观的评价，并依此付诸于社会实践，能做到这一点，对于保护自身少受挫折及充分发挥才能等都是非常重要的。因此，女大学生不应对自己过分苛求，把奋斗目标确定在自己能力所及的范围内，使自己通过艰苦努力，能最终实现这一目标。这些成功的体验，对于维持心理健康是极为重要的。如果不自量力，盲目地制订宏伟目标，结果往往会目标落空，在个人心理上蒙受打击，产生挫折体验，不仅白白耗费了精力，也给自信心和心境上造成不良的情绪体验，而且还会影响到今后的进一步发展。

树立切实的目标，还包括不盲目地处处与人竞争。女大学生处于青年阶段，青年人在一起容易出现争强好胜、相互攀比的现象，在大学中，有些女学生常暗示并鼓励自己盲目地与他人竞争，然而，每个人精力有限，优势各异，如果处处与他人竞争，不可避免地会受到挫折和失败；而且在处处竞争中，会使自己终日生活在一种心情紧张的状态之中，心理上承受过大的压力，这对心理健康极为不利。因此，每名女大学生应根据自己的实际情况，选择竞争的领域。这样，一方面有利于充分发挥自己的优势，争取获得成功；另一方面，也会有助于自己身心的健康发展。

八、学会自娱

女大学生如果能注意培养和发展自己的业余爱好，进行多方面的自我娱乐活动，就可以在寂寞孤独、烦闷忧郁时，通过自我娱乐缓解内心的压抑，这对心理健康是极有好处的。人不可能总是工作和学习，在业余时间，积极开展愉快的娱乐活动，做到积极地放松和休整，才能使自己得到真正的身心健康，并使自己更有效地从事工作和学习。每位女生在大学阶段，都有必要根据自己的性格和条件，培养和发展一些个人的兴趣和业余爱好，学会自我娱乐，这对维护身心健康是十分有利的。

总之，在了解到心理健康对一个人的重要性之后，作为女大学生应积极完善和具备各方面的能力，始终保持良好的心态和行为。在保持心理健康方面努力做到以下几点：

（1）多与他人交流，切忌将自己闭锁起来。

（2）面对生活，做你力所能及的事情，不应抱不切实际的幻想。

（3）改善同他人的关系，坦荡地指出他人的缺点，而不把他人的过失记恨在心，也不要让相互关系中的不协调因素影响相互间的接触。

（4）生活中遇到不愉快的事情时要冷静对待，切忌因小事而勃然大怒。许多非原则问题往往是"忍一步海阔天空，让三分风轻云淡"，没有必要太过计较。

（5）开阔你的兴趣。当你做某些事失败时，不妨通过其他兴趣来恢复自信心。

（6）允许他人比你更成功，更有能力。要明白在各种努力中，你所选择的并不一定是最好的。

记住：生活的路很长，既要有长期目标，又要认认真真、脚踏实地地度过每一天。

联合国教科文组织认为，未来人才应掌握三本教育护照：一是学术性，二是职业性，三是事业心和开拓能力。社会发展对人才的要求，直接影响到大学生的人生设计和自我发展。大学生的综合素质应包括思想道德素质、业务素质、文化素质和身心素质。思想道德素质是根本，业务素质是本领，文化素质是基础，身心素质是本钱。因为在一个人的成才过程中，道德修养和心理健康是同等重要的，一个人智力再发达，知识再渊博，如果不具备为人的基本道德，不懂得与周围的人相处合作，就不是一个真正意义上的人才。同时，一个在心理上不能承受种种失败和挫折的人，也就与事业的成功无缘，与人生的幸福无缘。

◆ **扩展阅读**

负面情绪形成"癌症性格"可致癌细胞转化

许多临床病例显示，癌症患者病前大多经历了亲人故去、失恋、离婚、失业、降职或天灾人祸等重大生活变故，这些生活中的重大事件加之负面情绪极易形成"癌症性格"。

"癌症性格"的具体表现包括：性格内向，表面上逆来顺受、毫无怨言，内心却怨气冲天、痛苦挣扎，有精神创伤史；情绪抑郁，好生闷气，但不爱宣泄；生活中一件极小的事便可使其焦虑不安，心情总处于紧张状态；表面上处处以牺牲自己来为别人打算，但内心却又极不情愿；遇到困难，开始不尽力去克服，拖到最后又要做困兽之斗；害怕竞争，逃避现实，企图以姑息的方法来达到虚假的心理平衡等。

人体神经系统的内分泌系统和免疫系统共用一套信号。一旦受到"癌症性格"的干扰，就会导致神经内分泌活动紊乱，器官功能活动失调，并使机体免疫能力降低，免疫监视功能减弱，进而影响免疫系统识别和消灭癌细胞的监视作用，易导致癌细胞转化和突变。

良好的心理素质不仅能有效地预防癌症，还有利于治疗癌症，而孤寂、愤怒、悲哀、绝望等负面情绪则可损害人的免疫系统，诱发癌症。应形成积极向上、乐观开朗的性格，尽量避免形成"癌症性格"。

◆ **思考题**

1. 女大学生心理健康的标准是什么？
2. 客观地评价自己的心理是否健康。如何始终保持良好的健康心理及行为？

第五讲　营养与膳食

　　人类依靠地球上各种生物物种资源，因地、因时制宜地发展富有独特风格的民族膳食，并能够以多种不同的方式和各种不同的食品构成营养，都是为了获得同一个结果，即通过膳食得到人们所需要的全部营养，而且既有足够的数量，又有适当的比例。充足的营养是健康的基础，是维持人体正常生命活动的物质基础。

　　多掌握一些在饮食方面的健康知识，就可以运用科学的营养常识来调节自己的饮食结构，以达到身体营养的平衡，更好地投入到紧张的学习、生活和体育锻炼中去。

第一节　食物中的营养素

　　营养是人们为了生长发育、修补组织、提高机体抵抗力、免疫功能和从事劳动而摄入和利用食物的综合过程。营养素是指食物中所含有的营养物质，它包括蛋白质、脂类、糖类、维生素、无机盐和微量元素、水等。不同的营养素在机体代谢中有着各自不同的功能。食物中的营养素经过人体消化、吸收等一系列复杂的新陈代谢过程后，可以被身体的各个组织器官所用，发挥其各自的功能，用以维持生命活动，促进生长发育，调节生理功能，保证人体的健康。

　　人体所需要的各种不同营养素都是由食物供给的。然而没有一种天然食品能含有人体所需要的各种营养素，单靠一种食品，无论数量多大都不能维持人体的健康，人体要获得所需要的各种营养素并使其达到平衡，就应针对食品的营养价值，对其进行科学的选择与合理的搭配。

一、生命的基础——蛋白质

　　人体所需的蛋白质包括动物蛋白和植物蛋白两种。动物蛋白是蛋白质的主要来源，如肉类及禽蛋类等，这些食物在提供蛋白质的同时也可能会使我们摄入过多的饱和脂肪酸和胆固醇，对身体不利。因此选用瘦肉、鱼、去皮鸡肉和蛋清最佳，它们称为"优质蛋白"。植物蛋白是蛋白质的另一来源，主要存在于豆类食物中，植物蛋白含饱和脂肪酸及胆固醇都很少，同时含有大量膳食纤维，而且物美价廉，并适合糖尿病人食用。

蛋白质是人体组成的主要成分，是一切生命的物质基础，它能够调节机体正常生理功能，保证机体的生长、发育、繁殖、遗传及修补损伤的组织，补充代谢的消耗，必要时供给热能。如果食物中长期缺乏蛋白质，会引起体重减轻、精神萎靡、肌肉萎缩、贫血、抵抗力减弱、水肿等症状，甚至引起智力的降低。

成人每日最适当的蛋白质摄入量为 60～80 克（每千克体重 1～1.5 克）。常用的食物如米、面、蛋类、瘦肉类、鱼类、豆类中含量较高。

蛋白质缺乏症状：

（1）断头发，掉头发，头发开叉，色泽灰白、发黄，不柔不顺。

（2）皮肤易松弛，没有弹性，易出现干纹、细纹等，不易凝血，伤口不易愈合。

（3）脸、手、脚肿胀。

（4）身材偏矮，易贫血、低血压，易疲劳，体力不佳，眼圈发黑，易患糖尿病、不孕症，易产生肥胖。

（5）胃肠欠佳，胀气，打酸嗝，缺少胃蛋白酶，易产生消化不良和胃肠溃疡，消化系统的肌肉和韧带松弛无力，严重者内脏位置、形状变化，产生胃下垂，胃肠壁无力易引起便秘。

（6）血管壁易破裂，易导致偏瘫、中风、脑出血。

（7）免疫力下降，易感冒，被传染的概率高。

二、热能的源泉——脂肪

人体的日常活动要消耗一定的热能（热量）。热能除了给人们在从事运动、日常工作和生活中身体所需要的能量外，同样也提供人体生命活动所需要的能量，如血液循环、呼吸、消化吸收等。

脂肪是人体热能的重要来源，比蛋白质、糖的供热量要高 1.5 倍，帮助维生素的吸收并有润肤和维持体温的作用，还能增加食物的香味和口感。脂肪还是细胞膜的重要组成成分。所以，人体必须摄入一定的脂肪以维持正常的生理代谢。但食用过多则会影响食欲和消化，体内贮存脂肪过多，会增加心脏及其他器官负担，产生肥胖及动脉硬化等疾病。

高脂肪的食物有坚果类、动物性食品等，油炸食品、面食、点心、蛋糕等均是脂肪含量较高的食物。低脂肪的食物有水果、蔬菜、鱼类等。脂肪在人体内的贮存总量应随着年龄的增长逐渐减少为好。

三、能量之最——糖

糖是供给人体热量最主要、最经济的能量来源。食物中的糖类经消化后，最后都要变成葡萄糖才被吸收到血液中。血液中的葡萄糖供给人体热能，多余的葡萄糖在肝脏内变成糖原，贮存起来，也能转变为脂肪。葡萄糖供应不足时，贮存的糖原转回成葡萄糖。糖原不够时，脂肪，甚至蛋白质也被迫转为葡萄糖，以保证血液中葡萄糖浓度的稳定。血中葡萄糖不足时，就会发生低血糖，其症状表现是全身无力、头晕、心跳加快，严重时会出冷汗，手发抖，最严重时会昏倒，甚至死亡。

人体各组织、器官都要依靠糖氧化后产生的热能来维持生命活动，所以说人体的燃料是糖。糖是人体能量的主要来源，人体活动的能量大约有 70％是依靠糖供应的。糖也是构成神经、软组织、骨骼、眼球角膜和玻璃体的重要成分，是人体各组织细胞中不可缺少的原料，是脑神经系统热能的唯一来源。人体进行呼吸、血液循环、肢体运动及保持体温等都少不了糖的作用。

除了人们平时吃的白糖、红糖（蔗糖）外，米、面、薯类（红薯、马铃薯、芋头）、藕粉、莲子等，都含有丰富的糖类。各种水果中多含丰富的果糖。人体每天应从食物中摄取 300～500 克的糖类。

四、重要营养素——维生素

维生素，顾名思义，是一种与维持生命健康有关的物质，但这种营养素不同于脂肪、碳水化合物和钙，它们在体内既不是构成身体组织的原料，也不氧化产生能量，它们在物质代谢中起重要的调节作用。机体对维生素的需求很少，每天仅以毫克或微克计算，但由于其不能在体内合成或合成量不足，必须经常从食物中摄取。

维生素是细胞新陈代谢、身体发育成长、维持人体健康必不可少的物质。它有助于蛋白质、脂肪、碳水化合物和无机盐的吸收和利用，帮助形成血液、细胞、激素、神经系统。维生素可分为脂溶性维生素和水溶性维生素两大类。

脂溶性维生素：如维生素 A、维生素 D、维生素 E、维生素 K 等，易溶于脂肪，可贮存于人体脂肪组织内，保证人体各器官的功能健康。

水溶性维生素：如维生素 B 族和维生素 C 等，易溶于水而不易溶于脂肪，体内不能大量贮存，因此每天必须摄入足够的水溶性维生素以补充人体对它的需要量。

维生素是人体必不可少的有机化合物。需要量并不太多，只要能合理、正常饮食，从食物中摄取就能够满足身体的需要。如大部分蔬菜、水果中含有丰富的维生素 C，动物的肝、鸡蛋黄中含维生素 A、维生素 D 多，胡萝卜中也有大量的维生素 A，含维生素 B 多的食物有谷类、豆类及动物内脏。谷类中标准米中的维生素 B 要比精米多。所以，我们尽量少选择加工很精细的粮食，多选择粗粮。

人体缺乏维生素时会引起代谢机能紊乱、发育迟缓、维生素缺乏症等。如缺少维生素 A 就会患干眼病、夜盲病；缺乏维生素 B 类，可引起消化不良、口角炎，严重的还可引起神经和心脏问题、贫血等；缺乏维生素 C，身体容易出血，皮肤破损不易愈合；缺少维生素 D，影响骨骼发育，易患佝偻病。维生素与人的寿命有密切关系。维生素的种类不同，其食物来源也不一样，以下列举的是几种主要维生素的最主要的食物来源。

维生素 A：动物肝脏、奶油、鸡（鸭）蛋。

胡萝卜素：胡萝卜、红薯、菠菜、雪里蕻、空心菜、辣椒、苋菜。

维生素 D：奶油、蛋黄、鱼肝油、动物肝脏、海鱼。

维生素 E：植物油、动物肝、麦胚、绿叶菜、杏仁、花生。

维生素 B_1：糙米、小米、玉米、豆类、花生类、动物内脏、蛋黄。

维生素 B_2：动物肝脏、鸡蛋、豆类、深色蔬菜、桂圆、紫菜。

维生素 PP：标准米、花生、葵花子、动物肝脏、玉米面。

叶酸：牛肝、蛋类、蔬菜、柑橘、香蕉。

维生素 B_{12}：牛肝、猪心、臭豆腐。

五、生命之泉——水

水是人体内体液的主要成分，约占体重的 2/3，血液中 90% 以上是水。人体若丧失水分 20% 就会死亡。它是维持正常生命活动、保持体液平衡重要的营养物质之一。人体各种组成成分中含量最多的是水，年龄越小体内含水越多，新生儿可达 80%，成年男性达 60%，女性约为 50%。

水是体内一切代谢过程的介质，人体需要的营养素可以通过水输送到身体各个部位。一些难溶于水的物质以胶体的形式被输送。身体内产生的各种废物也是通过"水"排泄到体外。

水可以吸收身体内较多的热能，人体通过体液交换和血液循环把体内代谢产生的热能从体表散发。在较高气温下和繁重劳动时，人就会出很多汗而带走大量的热。所以水可以调节体温，使全身各部位保持一定温度。

水还是一种润滑剂，可维护脏器、关节、肌肉功能的正常活动。

人体一天平均摄取 2500 毫升的水是适当的。人体所需的水分，首先从饮水获得，其次才从食物中获取。当身体摄入充足的水分后，血液、淋巴液的循环才会显现出良好的状态。这样，既可保证供给身体所需的营养物质，又能够溶解废物，并消除毒素，进而增强内脏功能，皮肤也会滋润、光滑。

六、微量营养素——无机盐

人体内必需的无机盐（矿物质），如钙、钾、钠、磷、铁、碘等微量营养素是人体健康的保证。另外，无机盐是构成人体躯干支架并调节生理功能的物质。

无机盐对人体的作用：

（1）保持牙齿坚固，并可增强骨骼的质感，预防骨质疏松症。

（2）维持有规律的心律。

（3）帮助降低胆固醇水平，预防高血压及心血管疾病。

（4）帮助神经系统正常运作，舒缓神经紧张，缓解失眠症。

（5）帮助体内铁的代谢。

富含微量营养素无机盐的食物有骨头、虾皮、豆制品、瘦肉、动物肝脏、糙米、豆类以及海产品等。

第二节　食品的营养价值

营养价值是指某种食品所含营养素和热能来满足人体营养需要的程度。对食品营养价值的评价，主要根据以下几方面：

食品所含热能和营养素的量，对蛋白质还包括所需氨基酸的含量及其相互间的比值，对脂类应当考虑饱和与不饱和脂肪酸的比例。

食品中各种营养素的人体消化率，主要是蛋白质、脂类和钙、铁、锌等无机盐和微量元素的消化率。

食品所含各种营养素在人体内的生物利用率，尤其是蛋白质、必需氨基酸、钙、铁、锌等营养素被消化吸收后，能在人体内被利用的程度。

食品的色、香、味、型，即感官状态，可通过条件反射影响人的食欲及消化液分泌的质与量，从而明显影响人体对该食物的消化能力。

食品的营养质量指数。食品价格不一定反映食品的营养价值。食品营养价值的高低是相对的。同一类食品的营养价值可因品种、产地、成熟程度、碾磨程度、加工烹饪方式的不同而有很大的区别。

一、谷类的营养成分

谷类作为膳食中的主要食物，主要包括大米、小麦、玉米、小米、高梁、大麦和燕麦等，在平衡膳食中占有重要地位，一般可提供每日膳食中60％～70％的能量、55％～60％的蛋白质和相当数量的 B 族维生素和无机盐。

碳水化合物是谷类中的主要营养成分，以淀粉为主，另有少量糊精、葡萄糖、果糖等。淀粉易被人体消化吸收，是人类最经济的能量来源。

谷类中蛋白质含量不高，一般在 7.5％～15％，蛋白质营养不如动物性食物，但因膳食中谷类为主，所以也是蛋白质的重要来源，应搭配动物性食物，如瘦肉、鱼、蛋、奶或豆类等。

谷类含脂肪低，一般为 1％～2％，玉米和小米可达 4％。谷类中脂肪主要由不饱和脂肪酸组成，有降低血清胆固醇和防止动脉粥样硬化的作用。

谷类含无机盐 1.5％～3％，主要存在谷皮和糊粉层中，其中磷的含量最多。

谷类中主要是维生素 B 族，维生素 B_1、维生素 B_2、尼克酸含量较多，还有一定量的维生素 E。

谷类还含有 2％～3％的纤维素，是良好的膳食纤维来源。

谷类的营养成分因种类、品种、生长条件和加工方法的不同而异，一般来说加工越细营养素损失越多，特别是维生素和无机盐，膳食纤维也会下降。所以为了摄取更全面的营养，各种五谷杂粮要粗细搭配食用。

二、蔬菜和水果的营养成分

蔬菜与水果是人们日常生活中的重要食物，它们的种类很多，两者在化学组成和营养价值上具有许多类似的特点。它们含有人体所需的各种营养素，是膳食维生素和无机盐的主要来源，由于含有纤维素、果胶等，能刺激肠胃蠕动和消化液分泌，对促进食欲和帮助消化起着极大作用。膳食纤维还可防止胆固醇的吸收，预防动脉硬化。

1. 水果　大部分水果主要含有维生素、无机盐、微量元素以及碳水化合物。

碳水化合物是由碳、氢和氧组成，由于它所含的氢、氧的比例为二比一，和水一样，故称为碳水化合物。它是为人体提供热能的三种主要的营养素中最廉价的营养素。食物中的碳水化合物分成两类：人可以吸收利用的有效碳水化合物，如单糖、双糖、多糖；人不能消化的无效碳水化合物，如纤维素等。

碳水化合物主要的生理功能有：构成机体的重要物质，提供热能，调节食品风味，维持大脑功能，调节脂肪代谢，提供膳食纤维。

膳食中缺乏碳水化合物将导致全身无力、疲乏、血糖含量降低，产生头晕、心悸、脑功能障碍等。严重者会导致低血糖昏迷。当膳食中碳水化合物过多时，就会转化成脂肪贮存于体内，使人过于肥胖而导致各类疾病如高血脂、糖尿病等。

一般说来，对碳水化合物没有特定的饮食要求。主要是应该从碳水化合物中获得合理比例的热量摄入。另外，每天应至少摄入 50～100 克可消化的碳水化合物以预防碳水化合物缺乏症。其主要食物来源有：蔗糖、谷物、水果、坚果、蔬菜等。

2. 蔬菜　主要的营养成分是维生素、糖类以及膳食纤维，植物激素在幼嫩带芽的蔬菜中含量最为丰富。蔬菜中不含脂肪，有些含有少量的蛋白质。蔬菜的品种、颜色和部位不同，所含的营养成分也有所不同。

蔬菜的五色对人体脏器的影响：赤色蔬菜可提高心脏之气，补血、生血、活血，如辣椒等；青色蔬菜可提高肝脏之气，排毒解毒，如菠菜、青椒等；黄色蔬菜可提高脾脏之气，增强脾脏功能，促进新陈代谢，如韭黄、胡萝卜等；白色蔬菜可提高肺脏之气，清热解毒，润肺化痰，如大白菜、白萝卜、银耳等；黑色蔬菜可提高肾脏之气，能润肤、美容、乌发，如木耳、香菇、海带等。

所以我们在日常饮食中不能偏食某一类，要均衡摄取，即午餐多吃青、白，晚餐多吃赤、黄、黑，这样可以使五脏都能得到修养。

三、肉类的营养成分

肉类食品能提供人体所需要的蛋白质、脂肪、无机盐和维生素等。

肉类分为畜肉和禽肉两种。畜肉包括猪肉、牛肉和羊肉等，禽肉包括鸡肉、鸭肉和鹅肉等。

肉类营养成分因动物种类、年龄、部位以及肥瘦程度有显著的差别。肉的含水量为 50%～75%；蛋白质含量一般为 10%～20%；碳水化合物在肉类中含量很低，平均为 1%～5%；维生素的含量以动物的内脏，尤其是肝脏为最多，其中不仅含有丰富的维生素 B 族，还含有大量的维生素 A；脂肪含量平均为 10%～30%；糖类在动物体内是以糖原形式存在的，约占 5%；并含有钙、钠、镁、铁、磷等无机盐，总含量在 0.6%～1.1%。动物肉和内脏是人体内铁的主要来源，肌肉中含有丰富的维生素 A 和维生素 D。

表 5-1 是常见食物中营养成分的含量，表中数据是每 100 克食物中所含营养成分的数值。

表 5-1　常见食物营养成分表

食物种类	食物名称	总能量（千卡*）	蛋白质（克）	脂肪（克）	碳水化合物（克）
主食	米饭	116	2.6	0.3	25.9
	馒头	221	7	1.1	47
	面包	312	8.3	5.1	58.6
	面条	284	8.3	0.7	61.9
	油条	386	6.9	17.6	51
	粥	46	1.1	0.3	9.9
肉	猪肉（肥瘦）	395	13.2	37	2.4
	猪肉（瘦）	143	20.3	6.2	1.5
	牛肉（瘦）	106	20.2	2.3	1.2
	酱牛肉	246	31.4	11.9	3.2
	羊肉（瘦）	118	20.5	3.9	0.2
	鸭腿	181	16	13	0
	鸡翅	194	17.4	11.8	4.6
	鸡胸肉	133	19.4	5	2.5
蛋	鸡蛋	147	12.8	10.1	1.4
	鸭蛋	180	12.6	13	3.1
	鹅蛋	196	11.1	15.6	2.8
水产品和海产品	鱼肉	113	16.6	5.2	0
	虾肉	83	16.6	1.5	0.8
奶类及制品	牛奶	54	3	3.2	3.4
	酸奶	72	2.5	2.7	9.3
	奶酪	328	25.7	23.5	3.5
豆类及制品	豆腐	81	8.1	3.7	4.2
	豆浆	14	1.8	0.7	1.1
蔬菜	黄瓜	15	0.8	0.2	2.9
	西红柿	19	0.9	0.2	4
	白菜	17	1.5	0.1	3.2
	生菜	15	1.4	0.4	2.1
	蘑菇	20	2.7	0.1	4.1
	胡萝卜	40	1.2	0.2	9.5
	土豆	76	2	0.2	17.2
	茄子	21	1.1	0.2	4.9
水果	苹果	52	0.2	0.2	13.5
	梨	44	0.4	0.2	13.3
	橘子	51	0.7	0.2	11.9
	西瓜	25	0.6	0.1	5.8
	香蕉	91	1.4	0.2	22
	桃	48	0.9	0.1	12.2
	葡萄	43	0.5	0.2	10.3
	猕猴桃	56	0.8	0.6	14.5
	杏	36	0.9	0.1	9.1

（续）

食物种类	食物名称	总能量（千卡*）	蛋白质（克）	脂肪（克）	碳水化合物（克）
食用油	食用油	899	0	99.9	0

数据来源：国家体育总局运动医学研究所运动营养研究中心

* 卡为非许用计量单位，1 卡＝4.18 焦。

四、均衡饮食中的营养

1. 中国营养学会建议每日膳食平衡营养摄入量

油脂类 25 克（0.5 两）　　　　奶类及奶制品 150～250 克（3～5 两）

豆类及豆制品 50 克（1 两）　　畜禽肉类 50～100 克（1～2 两）

鱼虾类 200 克（4 两）　　　　　蛋类 25～50 克（0.5～1 两）

蔬菜类 400～500 克（8 两～1 斤）　水果类 100～200 克（2～4 两）

谷类 300～500 克（6 两～1 斤）　盐≤6 克，糖不要太多

2. 一些食物的特殊作用

（1）海带抗辐射：海带的提取物可减轻同位素、射线对机体免疫功能的损害，并抑制免疫细胞的凋亡，从而具有抗辐射作用。

（2）小米抗噪声：在噪声环境中，人体内的维生素 B 族消耗量很大，应多食富含维生素 B 族的食物，如小米、燕麦、玉米等。

（3）血豆腐抗粉尘：猪血、鸡鸭血中的血浆蛋白，经胃酸和消化酶分解后，能产生可解毒、滑肠的物质，并与入侵人体的粉尘、有害金属微粒发生反应，变成不易被人体吸收的物质，从消化道排出体外。

（4）牛奶驱铅：每天早晚饮用牛奶可达到驱铅的目的，因为牛奶所含的蛋白质成分能与体内的铅结合成可溶性化合物，不但阻止人体对铅的吸收，还可以促进铅的排泄。

（5）黑木耳抗镉：慢性镉中毒会造成人体肾脏损害，或引起骨骼疾病。黑木耳含有的植物胶质，可吸附通过消化道进入体内的镉，将其排出体外。

（6）大蒜抗亚硝胺：长期进食腌制、熏烤制品是消化道恶性肿瘤的重要危险因素，而大蒜对亚硝胺的合成有明显的抑制作用。

第三节　养成良好的饮食卫生习惯

一、合理安排一日三餐

一日三餐是我国人民的饮食习惯，也是合乎营养卫生的传统饮食风俗。俗话说"早餐好、午餐饱、晚餐少"，这是很有科学道理的。医学研究证明，早

餐宜摄入高热量的饮食，晚餐要以清淡少食为佳。通常人们白天工作量比较大，人体消耗的热能也比较多，而晚餐后一般活动量很少，消耗的热能也自然很少。因此，早餐要摄取足量和富有蛋白质的食品，应吃得好；午餐要供给以碳水化合物，如米饭、馒头、粥为主的足量食品，吃得饱；而晚餐则宜吃清淡少油腻的食物，而且要少吃，以七成饱为宜。

一般情况下，早餐应占全日总餐量的30％～40％，午餐应占40％～50％，晚餐应占20％～30％，晚餐的食品所含热能不超过全天所需热能的30％为宜。

大学生一般生活规律，除上下午课堂学习外，还有早锻炼、早自习、课外活动和晚自习，因此，三餐热能的合理分配应是：早餐25％～30％，午餐40％，晚餐30％～35％。从供给热能来源看，早餐应补充一些蛋白质、脂肪性食物，以满足早锻炼和上午学习的需要。

就女大学生特殊的身体条件和有限的活动量，在一日三餐摄取饮食时，应遵循一定的原则。

保持健康的营养原则：

（1）每日进食适量的优质蛋白质。

（2）脂肪摄入要适当，植物性脂肪要多于动物性脂肪。

（3）多吃新鲜蔬菜和水果。

（4）少吃糖和精细糕点，吃清淡少盐的膳食，限制嗜好品的消费。

（5）经常吃适量鱼、禽、蛋、瘦肉，少吃肥肉和荤油。

（6）饮食量与体力活动要平衡，保持适宜体重。

（7）每日变换食物的花色品种，每餐应注意摄入的膳食要平衡。

（8）每天吃奶类、豆类或其制品，以补充钙和增添优质蛋白质。

（9）定时进餐，注意一日三餐的营养比例，改变不吃早餐的不良习惯。

（10）注意饮食卫生和文明进餐，进餐时思想要集中。

二、女大学生良好的饮食卫生习惯

一个人饮食习惯的好坏，直接影响脾胃的消化功能和营养的吸收。特别是在年轻时期，养成良好的饮食卫生习惯，对人一生的身体健康起着至关重要的作用。

1. 饮食六宜

（1）宜早：人体经一夜睡眠，肠胃空虚，加之上午课程安排满，清晨进些食物，才能振作精神来学习，故早餐宜早。

（2）宜缓：吃饭细嚼慢咽有利于消化，狼吞虎咽会增加胃的负担。

（3）宜少：人体需要的营养虽然来自饮食，但饮食过量也会损伤胃肠等消化器官。特别是上课久坐，不易消化吸收。

（4）宜淡：饮食五味不可偏亢，多吃淡味对健康有好处。

（5）宜暖：胃喜暖而恶寒，尤其女性身体性寒，饮食宜温，生冷宜少，这有利于胃对食物的消化与吸收。

（6）宜软：坚硬之物，最难消化，而半熟之肉，更能伤胃，尤其是胃弱之人，极易患病。所以煮饮烹食须熟烂方可食用。

2. 饭前喝汤 从科学卫生的角度看，先喝点汤再吃饭比较好。因为学生坐的机会多，而且三餐定时，在感觉饥饿时马上吃饭对胃的刺激比较大，时间长了，容易发生胃病或消化不良。如果吃饭前先喝点汤，好似运动前做预备活动一样，先让整个消化器官活动起来，分泌足量消化液，为进食做好准备。这样，就会减轻对食道和空胃的刺激，对消化道有一定的保护作用。

我国南方，尤其是广东一带的饮食习惯是饭前喝汤，喝汤后神经反射到大脑中的食欲中枢，使食欲中枢兴奋下降，食量就自动减少，而且吃饭变慢；北方的饮食习惯一般为饭后喝汤，吃饱饭再喝汤，容易把胃撑大，而且会冲淡胃液，影响消化。

3. 站着吃饭 医学研究表明，站立位最科学。吃饭时，是胃最需要新鲜血液的时候，站立位可以满足胃的血液供应，提高胃的消化功能。某些胃病可能与下蹲式就餐姿势有关。人们吃饭时大都采用坐势，主要是日常工作劳累，而坐势最感轻松。

4. 经常吃"苦" 苦味食物不仅含有无机化合物、生物碱等，而且还含有一定的糖、氨基酸等。苦味食物中的氨基酸是人体生长发育、健康长寿的必需物质。苦味还能调节神经系统功能，帮助人们从紧张的心理状态下松弛下来，缓解由疲劳和烦闷带来的恶劣情绪。苦瓜、苦菜、慈姑、茶叶等苦味食品含维生素 B_{17}，有强大的杀伤癌细胞的能力。

5. 晨起喝水 早晨起床后喝一杯温开水，有利于肝、肾代谢和降低血压，防止心肌梗死。人经过几小时睡眠后，消化道已排空，晨起一口气饮一杯温开水，能很快被吸收进入血液循环，稀释血液，等于对体内各器官进行了一次"内洗涤"。

6. 营养均衡 平衡膳食的第一原则就是食物多样化。世上没有一种食物可提供人体营养的全部需要，因此食物越杂，种类越多，互补作用越强就越好，不偏食才可避免各种营养元素的缺乏，减少疾病的发生。并且要做到不贪食，每餐只吃七八分饱，可以防止肥胖和多种慢性病。

7. 细嚼慢咽 咀嚼可使食物磨碎成小块，并与唾液充分混合，有利于吞咽。同时，咀嚼还能反射性地引起唾液、胃液和胰液等消化液的分泌，为食物的进一步消化提供有利条件。定时定量，吃饭有规律，能使胃肠道有规律地蠕动和休息，从而增加食物的消化吸收率，使胃肠道的功能保持良好状态，减少胃肠疾病的发生。

8. 少吃多餐　进食少，血液中的糖浓度低，身体分泌的胰岛素就少，胆固醇的水平就降低，体内脂肪也会减少；但要注意，不论吃多少餐，总热量不应超过一日三餐的总量。节制饮食不仅能减轻胃肠负担，而且由于机体处于半饥饿状态，植物神经、内分泌和免疫系统受到一种良性刺激，从而调动人体本身的调节功能，内循环均衡稳定，使免疫力增强，神经系统兴奋与抑制趋向于平衡，有利于提高人的抗病能力。

9. 预防"饭醉"　吃得过饱，即使没喝酒，也会出现"酒醉"状态，如思绪紊乱、昏昏欲睡等症状。这是因为人吃进过多的碳水化合物后，其中的葡萄糖能在胃里转变为酒精（乙醇），这部分酒精被人体吸收后，就会引起一系列的症状。要预防"饭醉"，就要避免暴饮暴食。

女大学生应不挑食，不偏食。水果应在两餐间食用，汤应在饭前喝，瓜类蔬菜要单独食用。三餐有别，早吃好，午吃饱，晚餐适量。草率的早中餐、丰盛的晚餐，使人患肥胖的机会达 67％。早餐以低糖低脂肪高蛋白为佳。午餐同样，因为午餐食用鸡或鱼等高蛋白可使血液中充满氨基酸，包括酪氨酸，酪氨酸可通过血脑屏障，在大脑中转化为使头脑清醒的化学物质；另一个能通过血脑屏障的关键营养物质是胆碱，它存在于鱼、肉、蛋黄、大豆制品、燕麦片、米、花生和山桃核中，胆碱是脑神经递质乙酰胆碱的化学前体，在记忆中起主要作用。晚餐以高碳水化合物为佳。

三、多吃健脑益智食物

大学生活紧张，学生睡眠不足，尤其是集体伙食容易造成营养供给的不足。为了保证良好的学习状态和身体条件，平时就应该主动地补充一些健脑益智的食物，来缓解紧张的学习生活给大脑带来的压力。饮食的关键是营养的摄入要平衡，要多吃植物性蛋白及含钙食品，适量补充维生素 E 和卵磷脂，多吃新鲜蔬菜、水果、海产品、贝壳类、鱼类、乳类、豆类、坚果类、蚕蛹、大蒜、蘑菇等，减少油炸食物的摄入，少吃肥肉、盐和糖。

核桃：含有丰富的不饱和脂肪酸——亚油酸，被机体吸收后能改造成脑细胞的组成物质。

芝麻：可补肾益脑、养阴润燥，对肝肾精气不足兼有口舌干燥、肠燥便秘等症状较为适宜。

莲子：可补脾益胃、养心安神、益智健脑，兼能益肾固精。

黄花菜：可改善肝肾阴虚、血虚引起的健忘、失眠、烦躁、眩晕头痛、心悸等病症，是养脑强记的好食物。

花生：有明显的抗衰老作用，多食可延缓脑功能衰退，抑制血小板凝聚，防止血栓形成，降低胆固醇，预防动脉硬化。

大枣：可养血安神、补养心脾，对于心脾气血两虚的人较为适宜。

桑葚：对肝肾亏损、心脾气血双亏的人尤为适宜。

桂圆肉：有助于防治畏寒乏力、面足浮肿。

葡萄：对气血虚弱的治疗较为适宜。

荔枝：对治疗心脾气血两虚，兼有胃阴不足、心烦口渴的人较为适宜。

松子：适用于肝肾精亏症伴肺燥阴虚。

鱼：鱼肉尤其是金枪鱼中，不饱和脂肪酸的含量很高。

蘑菇、鸡蛋、大豆、木耳、山药、海参等食物，对改善脑部发育、提高记忆力均有一定效果。

四、避免不健康食物

大学女生长期吃集体伙食，为了调节口味，经常会光顾街头烧烤，殊不知多食会伤及身体。为了保证身体经常处于良好的状态，应有意识地主动避免一些不良的饮食来源和习惯。

（1）腌制与霉变食物。

（2）高脂肪膳食或膳食纤维不足，微量元素与维生素摄入不足。

（3）过烫食物可灼伤胃黏膜，有转变胃癌的可能。

（4）长期食用过热食物可引起食管灼伤致食管癌。

（5）肉、鱼等熏黑、烤焦部分含有强烈诱变剂。

（6）含农药的食物对人类有很大的致癌性危害。

思考题

保持科学而又均衡的营养对女大学生的成长有哪些重要意义？

第六讲　女大学生的人际交往与爱情观

　　大学主要培养学生的各种能力，如人际交往能力、创新思维能力、掌握信息能力、学习能力和自立能力等。其中人际交往能力的培养尤为重要。伟大的革命导师马克思曾经说过：人是各种社会关系的总和，每个人都不是孤立存在的，他必定存在于各种社会关系之中，如何理顺这些关系、如何提高生活质量就涉及社交能力的问题。女大学生在进入学校的那一刻就已决定了其交往的需要，良好的人际交往能力以及良好的人际关系是自身生存和发展的必要条件。在大学校园里建立良好的人际关系，形成一种团结友爱、朝气蓬勃的环境，将有利于女生形成和发展健康的个性品质。在生活节奏不断加快、竞争激烈的当今社会更是如此！

　　人际交往也称人际关系，是指人运用语言或非语言符号交换意见、交流思想、表达感情和需要的过程，是通过交往而形成的人与人之间的心理关系，反映的是人与人之间的心理距离。

　　女大学生受性别角色的影响，她们思想活跃，精力充沛，兴趣广泛，人际交往的需要极为强烈。她们通过人际交往去认识世界，获得友谊，满足自己精神上和物质上的各种需要。因此，青春期的女大学生希望被人接受、理解的心情尤为迫切。在人的一生中，再也没有像这个时期有这种强烈地渴望被人理解的愿望了。

第一节　健康人际交往的标志及因素

　　我国心理学家丁瓒指出："人类的心理适应，最主要的就是人际关系的适应。所以人类的心理病态主要是由于人际关系的失调而来。"美国心理学家卡耐基认为：一个人的成功30%靠才能，70%靠人际关系。

　　人际交往是大学生身心发展的需要。对于新入学的女大学生来说，大学校园是一个全新的生活环境。远离了父母，远离了昔日的师长同学，来到一个完全陌生的环境，这使她们既怀念昔日的亲情、友情，又渴望新的友谊。这种特殊的生活环境增加了她们对人际交往的需求。同时随着身心的发育成熟，爱美的愿望也越来越强烈，自我意识得到了迅速发展。她们发现了自己的内心世界，对自己以及周围关系有了新的认识。由于自我意识尚不健全，她们需要参照其他人来审视自身和对照外部世界；同时随着发现自我的惊喜，她们也开始意识到自身的孤立无援。孤独感的产生也加强了女大学生对人际交往的渴求。自我意识的发展所带来的独立意识的增强，使她们逐步摆脱了对父母、老师的依赖，但同时对同龄人的依赖有所增长，需要在新的环境中获得同伴的友谊。并且由于大学生毕业后就要走向社会，大学生人际交往的需要也将从大学扩展到社会生活之中。她们既要学会怎样与社会上的人们交往，还要从社会获得生活的经验和知识。

一、健康人际交往的标志

一般而言，正常的人都能和他人进行良好的交往，以建立积极的人际关系。

1. 乐于交往 表现为喜欢接近人，对他人怀有友好合作的愿望，待人真诚，富有同情心，并在交往中寻求生活的乐趣，获得友谊与支持。

从生理角度讲，人的心情与免疫系统有着密切的联系。乐于交往、精神愉快，血液中便会增加有利健康的化学物质，相反便会产生对神经组织及心血管系统有不良作用的有害物质。

从心理角度看，乐于交往，能够使人得到快乐。人人都希望快乐，但烦恼却常常与人相伴。通过交往，来自别人的一番解劝、鼓励或支持，甚至无言慰藉，都会产生一种巨大的精神力量，使自己很快从痛苦中解脱出来，重新振作精神。乐于交往，还可以促进女生间的互相学习，提高学习效率。同时，经常与别人交往，相互交流看法，容易拉近彼此之间的距离，增进彼此之间的感情和友谊。

为了身体健康，那些不善于交往的女大学生们，还是要有意识地、尽量多地参与社会活动，大胆、有度地与他人交往，为自己营造一个良好的人际环境和精神状态。

2. 敢于交往 表现为主动、积极地与人交往，正常表达自己的欲望。对人际关系有敏锐的感受力，善于倾听、表达，能根据环境及时识别他人的情绪，调节自己的行为，妥善处理冲突，容易与人建立和谐的关系。

3. 善于交往 表现为尊重他人的独立性和独特性，能设身处地地理解别人，善于发现他人的长处与优点，并及时表达对他人的欣赏，关心、帮助他人，乐于听取别人的意见来改善自己。

人处世上难免有不顺心的时候，难免有不小心伤害他人的时候，难免有与他人意见不合的时候。在这些时候，假若处理不当，就会降低自己在他人心目中的形象。如果巧妙运用语言艺术加上真诚的情感，不但不会降低自己的形象，反而会获得他人好的评价。当不小心伤害他人的时候，要及时而真诚地道歉，以显示出你的诚意。

二、影响人际关系的因素

1. 人际关系的组成

（1）相互认同：相互了解，要做到这点是非常不容易的。人与人之间心理距离的远近，往往随着彼此相互认同的变化而变化。因此，应当从自身做起，克服"以偏概全"、"固执己见"、"自命清高"等错误观念，全面客观地认识事物，了解彼此的权利和责任，正视差异，设法沟通。

（2）情感相容：凡是能驱使人们接近、合作、联系的情感称为结合性情感。结合性情感越多，彼此之间越相容。当别人做出一点成绩而兴高采烈时，情感相容的人也会由衷地为朋友的成绩而高兴。

（3）行为近似：言谈举止、交往动作、角色地位、仪表风度等人际行为模式越相应近似，越易产生和谐的人际关系。

2. 影响人际关系的因素

（1）交往水平：人与人之间关系要密切，彼此间的交往是必不可少的前提。原先关系亲密的两个人，后来由于交往少了，关系可能会淡薄下去；原先不很熟悉的两个人，由于经常在一起活动，关系也可能亲密起来。一般地说，人际关系的亲密程度是同交往水平成正比的，交往水平越高，人际关系就越易密切。

（2）互酬水平：心理学的研究指出，人们之间的行为具有某种互酬性。这里的"酬"，不仅包括物质方面的内容，而且也包括情绪、情感等心理方面的内容。人与人相处中，彼此的互酬水平越高，关系越是稳定、密切。有些同学之所以与同学处不好关系，互酬性低恐怕也是一个重要原因。这种"低"主要表现在两个方面：其一，对同学的需求、困难漠不关心，使人感到你很冷淡；其二，用"等价交换"的商品买卖原则来看待同学间的相互关心与帮助，使人感到你"太精"、"太实惠"。别人从你这里既然得不到感情上的温暖和愉快，自然会与你关系疏远。

（3）评价水平：通俗地说，是指你对别人怎么看以及要求别人怎么看你。评价水平的高低，不是取决于你讲别人好话的多少，而在于评价是否真诚和符合实际。有的同学对别人的评价缺乏真诚，当面一套、背后一套；或者嫉妒同学的优点、才干和成绩；或者从来对人不讲心里话，使人感到你做人很虚伪、不真实；还有的同学，只喜欢听恭维话，当听到刺耳话时，马上就表现出情感上的厌烦与不满，别人见你气量如此之狭小，当然不情愿与你交往了。

（4）包容水平：人与人之间的生理、心理差异是客观存在的。对这种差异能否包容，也是人际关系协调的条件。包容水平越高，与他人相处的适应性也就越强，人际关系当然会好，反之，遇事不能容人，包容水平低，人际关系自然也就紧张。

第二节　人际交往的能力与技巧

一、人际交往能力的含义

人际交往能力是人们社会生活的基本能力，也是一种对生存状况的适应能力，即一种愉快地调整与周围环境关系的能力。无论从事什么职业，都需要具有一定的社会交往能力。

社会交往能力是妥善处理组织内外关系的能力，包括与周围环境建立广泛联系和对外界信息的吸收、转化能力，以及正确处理上下左右关系的能力。

二、如何培养人际交往的能力

人际交往的核心部分，一是合作，二是沟通。培养良好的人际交往的能力要做到以下几点。

1. 正确认识自己　正确认识自己是交往的前提与良好的开端。要正确认识自己，就要做到客观公正地评价自我，做到既不清高，亦不妄自菲薄，又要充分发挥自己的长处。

2. 增强人际吸引力　一个人是否具有较强的人际吸引力，是交往中能否成功的重要因素之一。社会心理学把人际吸引力的产生归结为多方面的因素，比如：人的内在品质如精神风貌、性格特点、类型等，人的外在条件如衣着打扮、行为举止、职业地位等都可以影响人际吸引力，并因此影响人际交往的效果。

3. 讲究交谈艺术　交谈要讲艺术。交谈艺术是指人与人之间在交往过程中，通过交谈的方式，相互交流感情，传递信息，以增进彼此间的了解和友谊，从而达到和睦相处、愉快合作的方式或方法。

女大学生在人际交往过程中要提高交谈的能力，首先必须具备有关方面的素质，如语言表达能力、沉着的应变能力、敏捷的思维能力等。在交谈艺术中，保持幽默感是一个重要的方面。幽默是人类智慧闪耀的光芒，它永远与机智、诙谐、乐观、自信等优秀品质联系在一起。幽默是人际交往的润滑剂，恰当地运用幽默，可以使沟通更加顺利。幽默的人永远为周围的人所喜爱，永远是社交场上的中心。

4. 讲究互利互让　互利的方法概括起来有多种多样，首先是合作法，也叫互助法。它是互利的一种重要形式，能使合作双方都得到利益和实惠。其次是积极竞争法。通过竞争，给竞争者带来一定的压力或危机感，从而促使竞争者不断努力进取，以取得经济、技术和文化等方面的进步。

在培养交往能力时，女大学生首先要有积极的心态，理解他人，关心他人。日常交往活动中，要主动与他人交往，不要消极回避，要敢于接触，尤其是要敢于面对与自己不同的人，不要过于在意出身、相貌、经历等外在因素。其次，要从小处做起，注意社交礼仪，积少成多。再次，要大胆走出去，加强交往方面的知识积累，在实际的交往过程中去体会，把握人际交往中的各种方法和技巧。另外，要认识到在与别人的交往中，打动人的是真诚，以诚交友，以诚办事，真诚才能换来与别人的合作和沟通，真诚永远是人类最珍贵的感情之一。

三、人际交往的技巧

人际交往的技巧就是人际交往的润滑油，掌握了人际交往中的技巧，就可在交往中如鱼得水，屈伸自如，建立良好的人际关系。

1. 以诚相交　要让别人喜欢自己，首先要对别人感兴趣。可以设想，对别人不感兴趣的人，谁会对你感兴趣呢？

2. 学会"听话"　要与他人处好关系，耐心地倾听他人的讲话是十分必要的。从一个 13 岁的荷兰移民小男孩成为世界上"第一等名人访问者"的事例中可以看出交往中的技巧。原来他想得到许多名人的签名，事先买了一套《美国名人传说大全》，接着给这些名人写信，请他们谈谈自己成为名人有趣的事情，于是他成功了，他深深懂得"一些大人物喜欢善听者胜于善谈者"。

3. 学会说话　要善于表达自己的情感与想法；注意在不同场合讲话的分寸；不讲不该说的话；在讲话中注意幽默感则能增加人际吸引，克服尴尬场面；在谈话中，注意谈起对方感兴趣的事情和最为珍视的东西，使之高兴，你也就不难与之接近了。

谈话是人际交往中必不可少的重要环节，甚至关系到与他人交往的成败与效果。在谈话中要把握以下几个方面：

（1）善于运用礼貌语言：礼貌是对他人尊重的情感的外露，是谈话双方心心相印的导线。人们对礼貌的感知十分敏锐。有时，即使是一个简单的"您"、

"请"等字眼，都可以让他人感到一种温暖和亲切，从而在情感上拉近彼此间的距离。

（2）不要忘记谈话目的：谈话的目的通常有这样几点：劝告对方改正某种缺点，向对方请教某个问题，要求对方完成某项任务，了解对方对工作的意见，熟悉对方的心理特点等。

（3）耐心地倾听谈话，并表示出兴趣：谈话时，应善于运用自己的姿态、表情、插语和感叹词。

（4）善于回应对方的感受：如果谈话的对方为某事特别忧愁、烦恼时，就应该首先以体谅的心情说："我理解你的心情，要是我，我也会这样。"这么一来，就会使对方感到你对他的感情是尊重的，才能形成一种同情和信任的气氛，从而，使你的劝告也容易奏效。

（5）善于使自己等同于对方：人类具有相信"自己人"的倾向，一个有经验的谈话者，总是使自己的声调、音量、节奏与对方相称，就连坐的姿势也尽力给对方在心理上有相容之感。比如，并排坐着比相对而坐在心理上更具有共同感，直挺着腰坐着要比斜着身子坐着显得对别人尊重。

（6）善于观察对方的气质和性格：针对不同气质和性格，应采取不同的谈话方式，以达到相互间的共识点多而便于交谈。

（7）善于观察对方的眼睛：在非语言的交流行为中，眼睛起着重要作用，眼睛最能表达思想感情，反映人们的心理变化。为此，谈话者可以通过眼睛的细微变化来了解人的心理状态和变化。

（8）力戒先入为主：要善于克服社会知觉中的最初效应，而这最初效应就是大家熟知的"先入为主"。有的人就具有特意造成良好的初次印象的能力，而把自己本来的面目掩饰起来。为此，在谈话中应持客观的、批判的态度，而不应单凭印象出发。

（9）消除对方的迎合心理：在谈话过程中，对方由于某种动机，表现出言不由衷、见风使舵或半吞半吐、顾虑重重。为此，尽可能让对方在谈话过程中了解自己的态度，自己所感兴趣的是真实情况，而对迎合、奉承的话是很厌恶的，这样才会从谈话中获取比较真实、可靠的信息。

（10）善于选择谈话机会：一个人在自己熟悉的环境中比在陌生的环境中的谈话更有说服力。

4. 抛弃嫉妒心　妒忌别人，实际上是企图剥夺别人已经得到的物质和精神的需要，这种不正常的心理极易引起别人反感。同时要克服猜疑、苛求、孤独、自卑与自满等不良心理状态。

5. 慎交友，交益友　并非人人都想交朋友，也并非人人都能成为你的朋友。要选择交友，在人际交往中，完善自我，寻找快乐，摆脱忧愁，有益于身心健康。

在处理人际关系上，要以诚相待，学会关心他人，要善于了解他人，遇到矛盾和纠葛时，应尽量减轻对别人的刺激，灵活地调整关系。

宽容是一种美德，也是一剂良药，是人际关系中最重要的。即使真是对方的过错，也不必过于追究，应有限度地让步，它可使自己的心灵获得解脱，减少心理失控。

四、引发交往危机的不良个性心理特征

1. 自我封闭　由于受成长环境的影响，有些学生表现为不愿与他人交往，喜欢独来独去，不合群。

2. 自我否定　一些女生表现得较为自卑。进入大学后，由于在学习、社交、社会工作、经济、家庭、相貌等方面感到不如他人，有强烈的失落感，缺乏乃至丧失自信心和进取精神。

3. 自我欣赏　有些女生不善于与他人相处，但自我感觉奇好。喜欢出头露面，招摇过市，在各种场合都希望自己是中心，不顾及他人感受，对别人的反感缺乏敏感。

4. 盛气凌人　这些女生往往有较好的成长阅历。由于一直是家庭、学校、社会的宠儿，走进大学后仍然被关注，造成她们在心理上的优越感，肯定自己，否定他人。

这些不良的个性心理特征直接影响到与同学间良好的交往和沟通，造成人际关系的紧张和失衡，对自身的健康成长不利。

第三节　理解爱情的内涵

大学生活是爱情发芽的一片沃土。大学里有相对多的自由空间，为爱情发芽提供了丰富的土壤。

冰心曾说过：爱在左，而情在右，在生命道路的两旁，随时撒种，随时开花，将这一旅途点缀得花香弥漫，使得穿花拂叶的行人，踏着荆棘，不觉得痛苦，有泪可挥，不觉得悲凉！人一生可能要平平淡淡，可能会贫穷落魄，可能是跌宕坎坷，也可能是位显跋扈。在大喜大悲的人生里，又有什么能比感情的牵挂最能使人刻骨铭心呢！无论是淳朴的爱情还是热烈奔放、充满浪漫的爱情，虽然只是形式上的不同，但它们的内涵实质是一样的。"真诚、纯洁、长久"就是爱情的内涵。

爱情具有以下特点：

（1）爱情是男性和女性之间产生的。

（2）爱情是个体心理发展到相对成熟时产生的，真正的爱情应该在青春期以后出现。

（3）爱情是一种高级的情感，只有人才有爱情，而动物没有爱情。

（4）爱情有其生理基础，包括性爱因素，而不是纯粹的精神之恋。

网络上流行这样一段话：爱一个人，要了解，也要开解；要道歉，也要道谢；要认错，也要改错；要体贴，也要体谅；是接受，而不是忍受；是宽容，而不是纵容；是支持，而不是支配；是慰问，而不是质问；是倾诉，而不是控诉；是难忘，而不是遗忘；是彼此交流，而不是凡事交代；是为对方默默祈求，而不是向对方诸多要求；可以浪漫，但不要浪费；可以随时牵手，但不要随便分手。如果你都做到了，即使你不再爱一个人，也只有怀念，而不会怀恨。

第四节　培养健康的恋爱行为

恋爱给人带来的是美妙的感觉，爱情就像玫瑰花，它给我们带来馨香的同时，有时也会刺伤脆弱的心灵。恋爱的过程时常会伴随各种矛盾冲突。这些矛盾冲突的解决有赖于恋爱者本人人格的成熟和心理的健全程度，同样，矛盾冲突的解决状况又会促进或阻碍他们人格的发展和心理的健全。

进入大学校门的女生，随着生理的成熟、社会活动范围的扩大，她们渴望爱情降临，渴望沐浴爱的阳光。可以说渴望爱情是女大学生的共同心愿。但是，由于生活阅历的缺乏和恋爱中盲从心理的影响，导致相当多的女大学生都有恋爱受挫的经历，其中少部分同学因为不能正视恋爱的挫折，无法排遣失恋的痛苦，出现消沉、悲观，甚至轻生、厌世等不良情绪反应。因此培养健康的恋爱行为是非常重要的。

一、树立正确的恋爱观

1. 提倡志同道合的爱情　在恋人的选择上最重要的条件应该是志同道合，思想品德、事业理想和生活情趣等大体一致。应该是理想、道德、义务、事业和感情的有机结合。一般情况下，异性感情的发展是沿着熟人→朋友→好朋友→知己→恋人这一线索发展的，当一名男性成为一名女性心中任何人都不能代替的角色时，爱情就可能降临。男女双方在分享快乐和痛苦、共同成长的过程中，爱情就会产生和发展。

2. 摆正爱情与学业的关系　大学生应该把学业放在首位，不能把宝贵的时间都用于谈情说爱而放松了学习。因为学业是大学生价值感的主要支柱。当女大学生把爱情视为生命的唯一时，爱情就是一株温室中的花朵，娇弱美丽却经不起任何的打击。当爱情成为女性唯一的存在价值时，她本人就会失去人格的独立和魅力，也很容易失去被爱的理由。

3. 懂得爱情　爱情是一种相互理解，是相互信任，是一份责任和奉献，理解对方是为个人和对方营造一种轻松和快乐的氛围，没有人追逐爱情只是为了被约束；相互信任是自信的表现，自己都不相信自己是值得别人去爱的人，别人会全心全意爱你吗？责任和奉献则意味着个人道德的修养，它是获得崇高爱情的基础。

二、发展健康的恋爱行为

1. 恋爱言谈要文雅，讲究语言美　女性在与男友交谈中要诚恳坦率自然，不要为了显示自己而装腔作势，矫揉造作；不能出言不逊，污言秽语，举止不雅；在相互了解中，不要无休止地盘问对方，使对方自尊心受损。否则只会使对方厌恶，伤害感情。

2. 恋爱行为要大方　一般来说，男女双方初次恋爱，在开始时常感到羞涩与紧张，随着交往的增加会逐渐自然而大方起来。这个时期要注意行为举止的检点。有个别女生感情冲动，过早地做出亲昵动作，使对方反感，认为你缺乏自重而影响感情的正常发展。

3. 亲昵动作要高雅，避免粗俗化　高雅的亲昵动作能发挥爱情的愉悦感和心理效应，而粗俗的亲昵动作往往引起情感分离的消极效果，有损于爱情的纯洁与尊严，有损于大学生的形象，同时对旁人也是一种不良的心理刺激。

4. 恋爱过程中男女双方要平等相待，相敬如宾　不要拿自身的优点去比较对方的不足，以此炫耀抬高自己，戏弄贬低对方。也不宜想方设法考验对方或摆小姐架子。这些都可能挫伤对方的自尊心，影响双方的感情。

5. 善于控制感情，理智行事　恋爱中引起的性冲动，一方面要注意克制和调节，另一方面要注意转移和升华，通过参加各种文娱活动，与恋人多谈谈学习方面的问题，把恋爱行为限制在社会规范的范围内，不致越轨，使爱情沿着健康的轨道发展。

三、培养爱的能力与责任

1. 迎接爱的能力　迎接爱的能力包括施爱的能力和接受爱的能力。一个人心中有了爱，在理智分析之后，要敢于表达、善于表达，这是一种爱的能力。一个人面对别人的施爱，能及时准确地对爱做出判断，并做出接受、谢绝或再观察的选择，这也是一种爱的能力。女大学生要具有迎接爱的能力，就应懂得爱是什么，有健康的恋爱价值观，知道自己喜欢什么，适合什么。对自己对他人对事物保持应有的敏感和热情，能及时准确地对爱的信息做出判断，坦然地做出选择，能承受求爱拒绝或拒绝求爱所引起的心理扰乱。

2. 拒绝爱的能力 拒绝爱要注意两个方面：一是在并不希望得到的爱情到来时，要果断、勇敢地说“不”，因为爱情来不得半点勉强和将就。二是要掌握恰当的拒绝方式，虽然每个人都有拒绝爱的权力，但是珍重每一份真挚的感情是对他人的尊重，也是一种自珍，同时是对一个人道德情操的检验。

3. 发展爱的能力，培养爱的责任 对于爱并非具体到对某一异性的爱，可以是更广泛意义上的爱。我们的亲人、同学、朋友、祖国和人民，都值得我们去热爱。发展爱的能力，就是要培养无私的品格和奉献精神，要培养善于处理矛盾的能力，有效地化解消除恋爱和家庭生活中的矛盾纠纷，为恋人负责，为社会负责，才能创造出幸福美满的婚恋。

四、提高恋爱挫折承受能力

大学生的恋爱受多种因素的制约，因而在追求爱情的过程中遇到各种波折是在所难免的。像单相思、爱情错觉、失恋等恋爱心理挫折对女生的心理承受能力就是一种考验。如果承受能力较强，就能较好地应付挫折，否则就有可能造成不良后果。因此，提高恋爱挫折承受能力对女大学生的心理健康是非常重要的。

究竟需要具备什么样的爱情素质才能使女生在现代爱情中游刃有余、进退自如呢？也就是说，现代恋爱应具有的爱情素质有哪些呢？

1. 相信爱情，但不迷信爱情 相信天长地久的真正爱情是存在的，但期望它会超越一切是不现实的。爱情可能随时间的变化而变化，它的消亡不一定意味失去生命的全部。对爱情做出如此认识，可以使我们不迷信爱情，也就不容易受伤绝望。

2. 能进也能出 投入的时候可以忘我，当结果出现时能够理性地思考，不论这种结果是婚姻的开始还是爱情的结束，只有这样才能把握爱情的主动权，不会在感情中迷失，所谓“该放手时就放手”。

3. 主动和理性的姿态 守株待兔地等待爱情，一定会错失很多机会，但盲目抢夺爱情，则会损人不利己。以主动的姿态，自信地追求爱情，开放心灵，便会拥有爱情，而不会让爱情因自己的追求失控而葬送。

4. 具有爱的能力 爱的能力包括付出的能力、理解的能力、宽容的能力和自我承担的能力。不要指望爱人会为我们分担一切，很多东西我们仍然需要独自面对；付出比索取对爱情更有益，也使自己更快乐；宽容对爱情有出乎意料的效果，用要求、指责、恳求都达不到的目的，宽容也许可以奏效。

5. 有一点心理弹性　享受爱情的亲密，接受爱人的疏离，松和紧都能悠然掌握。要给彼此足够的空间，张弛有度，不卑不亢，越是刻意把握，越是紧紧抓住，爱情往往走得越快。拥有的时候要珍惜，失去了就赶快转弯，不必没完没了地追悼过去，相信新的爱情就在前方。

6. 了解一点爱情心理　处在一种可得又不可得的状态，感情极易升温，利用这一点可以强化爱情气氛；制造一点小障碍，会使爱者斗志更高昂；爱人遇到挫折，最需安慰；新鲜花样永远是爱情所需。用好了，会形成良性的互相激励态势。

7. 有一点经济基础　虽然物质和爱情不一定成正比，但有一点物质基础绝对有益于爱情的健康生长，没有经济基础的爱情很难长久。

爱情是超越成败的。爱情是人生最美丽的梦，你能说你做了一个成功的梦或失败的梦吗？无论我们的爱情是什么状况，用这句话来鼓励和安慰自己都不失为聪明之举。

当爱情受挫后，用理智来驾驭感情，通过增强自控能力，分析原因，总结经验教训，寻找解决问题的方法和途径，在新的追求中确认和实现自己的价值，从而提高自己的心理承受能力和思想水平。通过适当的情绪调节、宣泄和转移，来减轻痛苦。人对失恋的应对方式反映了一个人心理成熟水平和恋爱观。一个人能够理智地从失恋中解脱出来，往往会使自己变得成熟起来。

在大多时候，我们不要刻意地去期盼我们奢望不及的东西，而应尽情享受我们此刻已"拥有"的。拥有一处良好的学习生活环境，拥有一个和睦而温馨的家庭，拥有一个健康的体魄，拥有年岁已高却依然健康精神的双亲，那你现在就是幸福的！何必自寻烦恼地去渴望那不切实际的东西呢？学会发现，学会珍惜，学会创造，学会拥有，幸福就永远会环绕在你身边，就如生活中的阳光、空气和水。其实，幸福就躲藏在我们每个人的身边，隐藏在我们每个人的心中，而你只是没有发现而已！

生活中，以平常人的心态去看待我们人生一切的不如意，而人生最重要的是生命延续的过程，而不是人生终点的结果，走好我们该走的每一步，即使走得很艰难，但只要坚持下来了，你就是幸福的。

思考题

1. 怎样才能建立良好的人际关系？
2. 如何发展和培养自己健康的恋爱行为？

第七讲 日常生活常识

作为一名女性，掌握日常生活常识，养成良好的生活卫生习惯，不仅仅个人和家庭成员受益，而且能够带动和影响周围的人，对国家、对社会、对人类的生存质量都是极具意义的事情。

第一节 学习卫生常识

学习是大学生的首要任务，女大学生应该建立并养成科学健康的学习卫生习惯。

1. 保证充足的睡眠 使大脑处于最佳状态，有利于一天的紧张学习和锻炼。最佳睡眠时间是在晚 10 时至清晨 6 时。

合理安排作息时间，对于提高学习和工作效率，调节生活，消除疲劳，恢复体力和精力，保证身心健康是十分重要的。每个人都应有一个比较固定的作息时间表，养成按时作息的良好习惯，保证足够的睡眠时间。睡眠可使整个大脑处于抑制状态，是全面消除疲劳、恢复体力和精力的最好方法。每天的睡眠时间不应少于 8 小时，夏天应午睡。在学习工作疲劳时，可用文娱活动、体育锻炼等方法进行积极休息来恢复体力和精力。

2. 养成正确的饮食习惯 挑食或盲目地节食均不利健康，一日三餐不能少。要遵循"早上吃得像皇帝，中午吃得像平民，晚上吃得像乞丐"（或者是：早上吃得好，中午吃得饱，晚上吃得少）的原则，保证足够的营养补给，才能应对紧张的学习压力。在每一次饮食之后应立即漱口，清洁口腔。

（1）每次刷牙 3 分钟以上，早晚各刷牙 1 次，晚上临睡前刷牙更重要。

（2）刷牙的方法：顺着牙缝刷，上牙从上往下旋转刷，下牙从下往上旋转刷，咬合面要来回刷，里里外外都要反复刷到。要用保健牙刷和牙膏刷牙，当发现牙刷的刷毛弯曲应及时更换牙刷。

只有坚持早晚刷牙，饭后漱口，合理营养，睡前不吃零食，尽量少吃甜食，经常参加体育锻炼，定期进行口腔保健检查，就能预防龋齿的发生，让一生拥有一副整洁健康的牙齿。

3. 正确看待生理期 来月经时，要调整心态和情绪，多吃一些补血的食品和清淡的食物。把月经视为是正常的生理现象而不是生病。注意保暖和放松，使其不影响正常的学习和生活。

4. 科学用眼 保持正确的读写姿势，保证良好的采光，久坐看书应远眺一会，眼睛疲劳时应放松双眼，做眼操，松弛眼肌，有益眼睛健康。

（1）预防近视眼：

①注意用眼卫生，做到"二要"和"二不要"：

"二要"指读书写字姿势要端正，眼睛与书本的距离保持 30 厘米以上，连续看书 0.5～1 小时后要休息片刻或向远处眺望一会。

"二不要"是指不要在光线暗弱及直射阳光下看书写字，不要躺在床上或走路时和在动荡的车厢里看书。

②坚持认真做眼保健操。

③改善照明条件。

④定期进行健康检查，发现近视应及时矫治或在医生指导下配、戴合适的眼镜。

（2）预防沙眼：个人要养成良好的卫生习惯，洗脸盆、毛巾等个人生活用品要分开。必要时可用生理盐水清洗双眼。

（3）预防结膜炎：经常洗手，不要用手擦眼、揉眼，要用自己的手帕或纸巾擦眼泪；个人生活用品如毛巾、脸盆以及洗脸水都要分开，并要经常清洗、消毒，不要与患有结膜炎的病人接触。

5. 坚持锻炼 养成良好的体育锻炼的习惯，以充沛的精力和体力面对一天的学习和工作。最好每天能有 1 小时的活动时间，保持身体热度，并有针对性地加强腰腹肌力量的锻炼，既强壮了身体，去掉了多余的脂肪，又为今后孕育生命提供了最佳的身体条件。

要坚持锻炼；要循序渐进；要遵循全面锻炼的原则；每次锻炼要有准备活动和整理活动；运动后不宜大量饮水，运动项目和强度要因人因时制宜，要根据身体的状况来决定运动量；生命在于运动，生命也需要静养，在饭后是不宜剧烈运动的。

适当娱乐有益身心健康。参加娱乐活动不应打破日常作息时间和生活规律；娱乐活动项目应对健康有益；娱乐时应注意自己和他人的安全，不应影响他人休息。

6. 从容面对考试 有 5％～10％的女生对考试存在着不同程度的焦虑，特别是学习基础比较差、性格比较内向、学习方法不够灵活的女生最容易产生考试焦虑症状，有些女生还伴有失眠和神经衰弱等症状。因此，克服考试焦虑应做到以下几点：

首先，端正对考试的认识。一般情况下，考试反映了平时学习的状况，是认识自己学习优劣的好时机。因此，要认真对待，尽力发挥自己的水平。同时，又不要把考试的分数看得过重，因为它不是衡量学习质量的唯一标准。

其次，培养良好的心理素质，树立自信心。考试中要正确对待考场中的各种因素对自己情绪的影响，树立自信心，不怀疑自己的能力，充分发挥主体优势，消除不必要的顾虑和担忧。

再次，考试前要有充足的休息。包括生活节律的重新调整，做些喜爱的运动，使自己的身心放松，有利于发挥自己的水平。

第二节　女大学生良好的起居和卫生习惯

良好起居和卫生习惯的养成有利于身心健康，并是使生活质量达到较高水平的保证。因此要做到：

一、睡前几项健康准备

1. 刷牙洗脸擦身　睡前刷牙比早晨更重要，不仅可清除口腔积物，且有利于保护牙齿，对安稳入睡也有帮助；晚自习回寝室后，洗脸、清洗下身，以清洁皮肤和性器官，使睡眠舒适、轻松。

2. 梳头梳发　梳头梳发是保持美发不可缺少的日常修整之一。梳发可以去掉头发上的皮屑和灰尘，并给头皮以适度的刺激促进血液循环，使头发柔软而有光泽。早晚用双手手指梳到头皮发红、发热，可疏通头部血流，提高大脑思维和记忆能力，促进发根营养吸收，减少脱发，消除大脑疲劳，早入梦乡。

睡前平心静气地散步 10～20 分钟，会使血液循环到体表，入睡后皮肤能得到"活生生"的保养。躺下后不看书报、不考虑问题、不卧谈，使大脑的活动减少，较快进入睡眠。

3. 喝杯加蜜牛奶　古代民间流传这样一句话："朝朝盐汤，暮暮蜜。"就是说早喝淡盐开水，晚饮蜜糖水。据国外医学专家研究，牛奶中含有促进睡眠的物质，睡前 1 小时喝杯加蜜的牛奶可助睡眠。蜂蜜则有助于整夜保持血糖平衡，从而避免早醒，尤其对学习压力大、考试焦虑的女生更佳。

4. 开窗通气　集体宿舍人多空气差，要经常保持寝室内空气新鲜，风大或天冷时，可开一会儿，睡前再关好，有助于睡得香甜。但注意不要用被子蒙头睡觉。

5. 洗（搓）脚 中医认为，脚上的 60 多个穴位与五脏六腑有着十分密切的联系。若能养成每天睡觉前用温水（40～50℃）洗脚、按摩脚心和脚趾的习惯，可起到促进气血运行、舒筋活络、阴阳恢复平衡状态的作用。

人体本身也是一个污染源。在一夜的睡眠中，人体的皮肤会排出大量水蒸气，使被子不同程度地受潮。人的呼吸和分布全身的毛孔排出的化学物质有上百种，被子吸附水分和气体，如不及时散发出去，易使被子受潮，所以，起床后应将被子晾一会儿再叠。有条件的话应经常晾晒被褥、枕头并换洗内衣、裤，经常保持干净、干燥的穿着。

二、勤洗手

人们常讲"病从口入"，我们每天都用手做很多事情，人的一只手上大约黏附有 40 多万个细菌，生活中，有些人手一闲下来，就抠鼻子、揉眼睛，这样可能造成鼻子、眼睛黏膜的破损，使呼吸道中的病菌、手上的病菌乘虚而入。在女大学生中，相当多的人在洗手时陷入了误区。用正确的方法洗手是保持个人卫生的良好习惯，能有效地防止感染及传播传染病。

1. 勤洗手

（1）在接触眼、鼻及口前。

（2）进食及处理食物前。

（3）如厕后。

（4）当手被呼吸道分泌物污染时，如打喷嚏及咳嗽后。

（5）触摸过公共物件，例如电梯扶手、升降机按钮、门柄及书报后。

（6）为幼童或病人更换尿片后，及处理被污染的物件后。

2. 正确洗手步骤 开水龙头冲洗双手；加入洗手液，用手擦出泡沫；最少用 20 秒时间揉擦手掌、手背、指缝、指背、拇指、指尖及手腕，揉擦时切勿冲水；洗擦后再用清水将双手彻底冲洗干净；用干净毛巾或纸巾彻底抹干双手，或用吹干机将双手吹干。

3. 洗手时要注意

（1）尽量避免与别人共用毛巾或纸巾。

（2）纸巾用后应妥善弃置。

（3）毛巾应放置妥当，并应每日至少彻底清洗一次，如能预备多条毛巾供替换，则更为理想。

（4）在没有洗手设备的情况下，可用含 65％～95％酒精的洗手消毒剂消毒双手。

4. 关于洗手液 洗手液共分两大类，一类是普通洗手液，另一类属消毒产品。前者起到清洁去污的作用，后者才含有抗菌、抑菌或杀菌的有效成分。两类洗手液在外包装上有分别，普通洗手液一般为"准"字号，消毒洗手液则多为"消"字号。洗手液一般无磷、铝、碱、烷基苯磺酸钠等成分，采用温和去污的原理，容易被皮肤接受。

三、食源性疾病及其预防

凡是通过摄食而进入人体的病原体，使人患感染性或中毒性疾病，统称为食源性疾病。引起食源性疾病暴发的因素主要有微生物、化学物质、动植物等多方面。

随着生活习惯的改变，食源性疾病近几年有增多趋势，食源性疾病以寄生虫感染最为多见。该类疾病与不卫生的饮食习惯密切相关。例如，一些国家有喜欢吃生牛肉的习惯，其国民弓形虫感染率可高达 70%～80%；我国一些地区有生吃菱角、茭白、荸荠的习惯，这与感染姜片虫有关；吃醉蟹，易罹患肺吸虫病；吃生鱼片、鱼生粥，易患肝吸虫病；热衷吃带着血丝的猪肉和牛肉，易引发猪带绦虫、牛带绦虫病等。临床时有发现，不少青年人的发病，与其喜爱"生吃"有关。

四、防病"十不要"

（1）避免在没有卫生保障的公共场所进餐。

（2）在有卫生保障的超市或菜市场购买有安全系数的食品。不买散装食品。

（3）新鲜食品经充分加热后再食用。不喝生水。

（4）避免生熟食混放、混用菜板菜刀等，避免生熟食交叉污染。

（5）不生食、半生食海鲜及肉类。生食瓜果必须洗净。

（6）重视加工凉拌和生冷类食品的清洁。

（7）每餐尽量不剩饭菜。

（8）吃剩的饭菜尽量冷藏，食用前必须充分加热。

（9）夏季避免食用腌渍食品。

（10）养成饭前便后洗手的良好卫生习惯。

第三节　性病防治

性病是以性接触为主要传播方式的疾病。较常见的性病有淋病、梅毒、非淋菌性尿道炎、尖锐湿疣、沙眼衣原体感染、软下疳、生殖器疱疹、滴虫病和艾滋病等。

一、什么是艾滋病

艾滋病属于性病的一种，许多种性病会在生殖器部位形成炎症或溃疡，使皮肤黏膜破损，大大增加了艾滋病病毒进入人体的机会；如果感染艾滋病的同时感染其他性病，在血液和生殖器皮肤黏膜的渗出物中含有大量的艾滋病病毒，在性交中使性伴侣感染艾滋病的机会也会大大增加。因此，患性病后要及时诊断和治疗，可以降低感染艾滋病的危险性。

二、艾滋病的传播途径

艾滋病有很强的传染性，至今没有特效药和疫苗。艾滋病病毒主要通过性接触、血液和母婴传播。

唾液传播艾滋病病毒的可能性非常小。所以一般接吻是不会传播的。但是如果健康的一方口腔内有伤口，或者破裂的地方，同时艾滋病病人口内也有破裂的地方，双方接吻，艾滋病病毒就有可能通过血液而传染。汗液是不会传播艾滋病病毒的。艾滋病病人接触过的物体也不可能传播艾滋病病毒。但是艾滋病病人用过的剃刀、牙刷等，可能有少量艾滋病病人的血液；毛巾上可能有残留的精液。如果和病人共用个人卫生用品，就可能被传染。而且，因为性乱交而得艾滋病的病人往往还有其他性病，如果和他们共用个人卫生用品，即使不会被传染艾滋病，也可能感染其他疾病。所以个人卫生用品不应该和别人共用。

一般的接触并不能传染艾滋病，所以艾滋病患者在生活当中不应受到歧视，如共同进餐、握手等都不会传染艾滋病。艾滋病病人吃过的菜、喝过的汤是不会传染艾滋病病毒的。艾滋病病毒非常脆弱，如果离开人体，暴露在空气中，几分钟就会死亡。

艾滋病不会在以下的情况中传播：

（1）日常生活接触，如车、船、飞机、办公室、商店、剧场、学校、游泳池等公共场所的一般接触。

（2）空气、饮水、食物。

（3）双方接触部位皮肤黏膜没有破损的握手、拥抱、浅吻（深吻有传染危险）。

（4）蚊子等吸血昆虫还没有发现可以传染艾滋病病毒。

（5）马桶、浴池及浴巾也不会传染。

三、艾滋病的临床表现

艾滋病的临床症状多种多样，一般初期的症状像伤风、流感，患者全身疲劳无力、食欲减退、发热、体重减轻。随着病情的加重，症状日见增多，如皮肤出现白色念球菌感染、单纯疱疹、带状疱疹、紫斑、血肿、血疱、滞血斑，皮肤容易损伤，伤后出血不止等。以后渐渐侵犯内脏器官，不断出现原因不明的持续性发热，可长达三四个月；还可出现咳嗽、气短、持续性腹泻便血、肝脾肿大、并发恶性肿瘤、呼吸困难等。由于症状复杂多变，每个患者并非上述所有症状全都出现。按受损器官来说，侵犯肺部时常出现呼吸困难、胸痛、咳嗽等，如侵犯胃肠可引起持续性腹泻、腹痛、消瘦无力等，如侵犯血管可引起血管性血栓性心内膜炎、血小板减少性脑出血等。

（1）一般性症状：持续发烧、虚弱、盗汗、全身浅表淋巴结肿大，体重下降在三个月之内可达 10％以上，最多可降低 40％，病人消瘦特别明显。

（2）呼吸道症状：长期咳嗽、胸痛、呼吸困难，严重时痰中带血。

（3）消化道症状：食欲下降、厌食、恶心、呕吐、腹泻，严重时可便血。通常用于治疗消化道感染的药物对这种腹泻无效。

（4）神经系统症状：头晕、头痛、反应迟钝、智力减退、精神异常、抽风、偏瘫、痴呆等。

（5）皮肤和黏膜损害：弥漫性丘疹、带状疱疹、口腔和咽部黏膜炎症及溃烂。

（6）肿瘤：可出现多种恶性肿瘤，位于体表的卡波希氏肉瘤可见红色或紫红色的斑疹、丘疹和浸润性肿块。

四、其他性病

性病是危害人类最严重、发病最广泛的一种传染病，它不仅危害个人健康，也殃及家庭，贻害后代，同时还危害社会。

性病对人体健康的损害是多方面的。感染性病后如果不能及时发现并彻底治疗，不仅可损害人的生殖器官，导致不育，有些性病还可损害心脏、脑等人体的重要器官，甚至导致死亡。有些性病一旦染上是难以治愈的，如尖锐湿疣、生殖器疱疹。

有相当一部分的性病患者症状较轻或没有任何明显的症状，但却可以通过各种性病传播途径传给其他健康人。

性病的流行还给家庭带来严重危害。例如淋病，通常情况是，夫妇中的一方由于某种原因而感染上性病，然后通过夫妻间的性生活传染给对方，家中的孩子或是通过母婴途径传播，或是通过日常生活的接触而被感染，使得一家人都深受其害。

《中华人民共和国传染病防治法》规定：艾滋病、淋病、梅毒属乙类传染病。卫生部制定的《性病防治管理办法》中所指定的性病为 8 种，即艾滋病、淋病、梅毒、软下疳、性病性淋巴肉芽肿、非淋菌性尿道炎、尖锐湿疣、生殖器疱疹。这 8 种疾病是国内公认的性病。在学术上，临床医生一般也将阴部念珠菌病、滴虫病、细菌性阴道炎、阴部传染性软疣、性病肉芽肿（腹股沟淋巴肉芽肿）、阴虱病、巨细胞病毒感染归入性病范畴。

1. 性病传播途径　性关系混乱是性病传播的最主要、最直接原因。不洁性生活、性混乱、婚前或婚外无防护性行为、同性恋等是性病传播的主要途径。通常，性病的传播途径主要有以下 5 种：

（1）直接性接触传染。

（2）间接接触传染。

（3）胎盘产道感染。

（4）医源性传播。

（5）日常生活接触传染。

2. 性病症状

（1）性病潜伏期。梅毒：2～3 周；淋病：2～10 天；非淋性尿道炎：1～3 周；尖锐湿疣：3 周～8 个月，平均 3 个月；生殖器疱疹：2～20 天，平均 6 天；性病性淋巴肉芽肿：6～21 天，平均 7～10 天。

（2）性病症状。潜伏期后，会表现出一些令人不适的症状，如：

①生殖器溃疡是一期梅毒的典型表象。溃疡直径一般 1 厘米左右，男性多发生在阴茎冠状沟的部位，女性多发生在大阴唇、小阴唇或子宫颈。由于溃疡表面没有明显的脓液，患者本人也不觉得痛，常常被忽视，直到出现二期梅毒的皮疹时才到医院看病。

②外阴部出现疣状物可能染上了尖锐湿疣。染上尖锐湿疣的病人一般没有什么不舒服的感觉，既不会造成小便疼痛、不适，也不会在外阴部出现溃疡。它悄悄发生，逐渐增大，直到有一天病人有意或无意中注意到在外阴部出现了小疣状物。尖锐湿疣男性多见于冠状沟、阴茎、包皮内侧，女性多见于大阴唇及小阴唇，但也可发生在泌尿生殖器的其他部位，如尿道口、宫颈等不易察觉之处。

③外阴部出现的小水疱可能染上了生殖器疱疹。它的特点是在外阴部出现一小堆（4～5 个）小水疱，局部有一种烧灼感或刺痛感。这些小水疱很快就溃破成小片的糜烂面。生殖器疱疹一般症状很轻，即便不治经过 7～10 天糜烂面也能长上，但极易复发，给患者的心理带来巨大的压力。

④尿道口出现脓性分泌物要怀疑可能感染上了淋病。

性病通常都直接损害生殖器官。最常见的淋病和非淋球菌性尿道炎表现为泌尿生殖系统的炎症，造成小便时尿道疼痛，有烧灼感，尿道口有或稀或稠的脓性分泌物。淋病引起女性生殖系统炎症时，有脓性白带、腰痛、下腹痛。尖锐湿疣可在外生殖器部位长出大小不等的菜花样肿物，容易出血，表面还有恶臭的脓性分泌物。在严重的病例中，女性外生殖器有时可有较多的菜花样肿物遮盖，甚至使大小便都发生困难，病人痛苦不堪。生殖器疱疹在外生殖器部位发生小水疱，破溃后产生有少量分泌物的浅溃疡和很严重的疼痛。梅毒、软下疳、性病性淋巴肉芽肿等在生殖器部位也都有病变。性病除了损害生殖器官外，还会引起内脏和全身的病变，例如淋病、梅毒都可能发生内脏损害。其中梅毒引起内脏损害多而严重，可以影响心脏、肝脏、肾脏、大脑和脊髓等，因此表现出的症状也很复杂。发现可疑的性病症状时，应立即去医院就诊。性病中有一部分只要及时正规治疗是可以彻底治愈的，如淋病、梅毒、非淋菌性尿道炎等。但是如果患者不及时到医院去接受正规的抗生素治疗，而是自己用药，就会因不能彻底治愈而耽误病情，转变成慢性过程，严重损害健康。

3. 常见性病

（1）衣原体病：这是一种细菌感染，是目前最常见的性传染病，如果进行早期治疗，是可以通过抗生素治愈的。75％的女性患者及25％的男性患者不会有症状表现。症状为排泄物异常，小便疼痛，下腹部疼痛或性交时疼痛。

（2）淋病：这是一种由细菌传播的疾病，它能侵袭人的子宫颈、尿道、直肠、眼或喉，而且常与衣原体病共存。症状为小便时感到灼痛或瘙痒，有时无明显感觉。

（3）人乳头状瘤病毒：也被称为 HPV 或生殖器湿疣，是美国最常见的性传染病之一。正如这种病的名字所标明的，这是一种病毒，一旦受到它的感染，这种病会伴随一生。湿疣可能生在外阴部、阴道内、子宫颈上、肛门里，或者甚至会出现在喉部。对生殖器湿疣的疗法包括通过冷凝疗法冷冻，用激光疗法治疗，通过外科手术切除或采用化学疗法。虽然经过了治疗，生殖器湿疣还可能复发，某些这种病毒还会引起子宫颈癌。因此，对于已经患过一次 HPV 的女性，每年应至少做一次巴氏试验。对于易发性感染应多进行几次巴氏试验。

（4）生殖器疱疹：或称为二型疱疹，是通过皮肤接触传染的。症状开始表现为阴部、大腿或臀部瘙痒或灼痒、疼痛。继而，阴部、臀部、肛门或身体的其他部位会出现明显的溃疡。这些症状会在几周内痊愈，但对于大多数人，这种病会复发。疱疹虽然无法根治，但可以通过服用抗病毒药物控制病情，这些药物可以减少该病发生的频率，减轻病情。但在怀孕期患疱疹会引起严重的综合征。生殖器疱疹是由单纯疱疹病毒Ⅰ型、Ⅱ型所致性病之一。

（5）滴虫病：这是由寄生虫引起的感染，其症状表现为阴道有分泌物，性交时有不适感，排尿疼痛，以及阴道恶臭等。对于患者本人，尤其是男性，有可能身患滴虫病而自己一无所知。因为这种病常常没有什么症状。由于这种病是由寄生虫引起的，所以可以通过服用抗生素类药治疗。滴虫性阴道炎是妇科常见的疾病。它是由阴道毛滴虫引起的，可以通过服用抗生素类药治疗。滴虫通过性交可直接由男方传给女方。

（6）梅毒：这是由细菌感染引起的，它能侵袭人的心脏、眼睛、大脑、骨骼及神经系统。初期梅毒表现为阴部出现无痛溃疡，通常在受感染后 10 天到 3 个月开始出现。梅毒是由苍白螺旋体，即梅毒螺旋体引起的一种慢性性传播疾病。可以侵犯皮肤、黏膜及其他多种组织器官。

4. 女性性病特点

（1）临床症状不明显：在性病门诊中常可遇到这样的情况，医生在给男性患者做出淋病或非淋菌性尿道炎的诊断后，告诉患者要带配偶或性伴来检查和治疗。患者往往说其配偶或性伴无任何症状，不需要检查。殊不知，由于生理解剖及生殖生理上的差异，女性感染性病后，多呈无症状感染或症状轻微，患者不易发觉，易成为带菌者或传染源。例如男性得了淋病后，症状很明显，往往出现尿痛，尿道口有大量黄色脓性分泌物流出。而女性得了淋病后，一半的病人不出现任何症状，有的表现为白带增多，颜色发黄，但患者不一定意识到为异常。再如生殖器疱疹，发生在男性外生殖器部位的疼痛性水疱易为患者察觉，而女性可发生在宫颈黏膜，表现为宫颈糜烂、有黏液脓性分泌物，但外阴无皮疹，无明显临床症状。

（2）诊断较困难：女性得了性病后，临床症状不明显或缺乏特异性是女性性病诊断较困难的原因之一。例如在女性中不同的性病均可表现为阴道分泌物或白带增多，临床上难以鉴别为何种疾病。而且，女性性病的临床检查亦较男性困难。男性的外生殖器易暴露，直接检查即可。而对女性则需借助扩阴器做内检，才能观察到阴道和宫颈的病变。发生在阴道或宫颈的尖锐湿疣，如果病变小或部位隐匿，易漏诊。此外，实验室检查方法在男女两性中的敏感性和特异性上也有差异。例如分泌物涂片革兰氏染色检查，对男性淋病的诊断敏感性和特异性达 95％～99％，涂片若查到多形核细胞内有典型形态的革兰氏阴性双球菌，即可诊断为淋病。但在女性中，分泌物涂片革兰氏染色检查的敏感性仅有 50％左右，也就是说用涂片检查诊断女性淋病，有一半的患者会漏诊。因此女性淋病的诊断需要做分泌物细菌培养。

（3）出现并发症的危险性高：女性性病主要发生于性活跃的生育年龄妇女，与性活动和妊娠密切相关，可多种疾病并存。宫颈是易受到多种性传播疾病病原体侵犯的部位，宫颈的感染若治疗不及时或治疗不当，病原体可上行感染，引起各种并发症和后遗症，如盆腔炎症性疾病（PID）、不孕症和异位妊娠。所以对女性性病的治疗应及时、正规，用药要足量。

（4）易出现生殖并发症：妇女在妊娠时若发生性传播疾病，不仅影响孕妇的健康，也影响胎儿和新生儿的健康。例如怀孕期间得了梅毒，可通过胎盘传播，导致胎儿流产、死胎或新生儿先天性梅毒。新生儿通过患淋病母亲的产道时可感染淋菌性眼炎。患淋病、沙眼衣原体感染、原发性生殖器疱疹和滴虫感染的孕妇，发生低出生体重儿或早产的比例为 $10\%\sim35\%$。因此，对于患性病的孕妇或准备要孩子的妇女应给予必要的咨询和指导。例如患梅毒的妇女应在正规治疗后随访 $2\sim3$ 年，彻底治愈后方可要孩子。

思考题

女大学生如何建立并养成科学、健康的日常卫生习惯？

第八讲　运动与健康

生命在于运动，运动有益健康。尤其是生活节奏日益加快，竞争激烈，人们整天忙碌于工作、学习、人际交往、家庭事务之中。汽车、电梯等工具代替走路，种种原因使很多人忽略了运动对保持和促进健康的重要性。于是，由于缺少运动所导致的非健康因素、亚健康状态、各种疾病逐渐显现出来。

一些爱美的女大学生，为了保持苗条的身材，不惜牺牲健康，采取不科学的方法，乱吃减肥药、过度节食、穿紧身衣等。比如一名女生，为了让自己瘦一些，每天只吃一些蔬菜和水果，在节食不到一个月后的体育课上，一个简单的跳起落地动作就造成了小腿胫骨骨折和膝关节错位。这种不考虑后果的减肥对身体的伤害是极为严重的。

第一节　女性在运动中应遵循的要点

一、运动给健康带来的好处

（1）增加心肺功能，改善血压，减少心脑血管疾病的危险性。

（2）运动课程的参与是社交机会之一，能够建立良好的人际关系并塑造性格。

（3）运动可以增强肌肉和骨骼的功能，有助于改善体型，因为运动可以调节松弛的肌肤，并降低脂肪含量，有助于体内毒素的排出，使你拥有健康的感觉。

（4）适宜的运动有助于消除精神的紧张与压力，健脑，促进心理健康。

（5）运动还有助于减少人体老化现象，如高血压（是导致心脏疾病的重要因素）、糖尿病与骨质疏松症（对于步入更年期的妇女而言，是常见的现象，因为她们的骨骼会变得较为疏松，而易于折断）。

二、运动的十大作用

（1）运动使你精力充沛，从容不迫地应付日常生活和工作。

（2）运动使你处事乐观，态度积极，乐于承担任务而不挑剔。

（3）运动促进睡眠，利于休息。

（4）运动使你应变能力强，能适应各种环境的各种变化。

（5）运动提高你的免疫力，对疾病具有一定的抵抗力。

（6）运动使你体重适当，体形匀称，身体各部分比例协调。

（7）运动使你反应敏锐。

（8）运动使你四肢灵活，无疼痛。

（9）运动使你头发光泽，无头屑。

（10）运动使你肌肉有力，皮肤富有弹性，走路轻松。

三、最佳的运动时间、方式及运动量

（1）从医学、保健学的角度看，清晨并不是锻炼身体的最佳时间。一天中运动的最佳时间是傍晚。运动的关键是要形成习惯，能持之以恒坚持下去。

（2）最佳的运动方式——有氧运动。步行、慢跑、爬山、跳交谊舞、骑自行车、长距离游泳、打太极拳、武术、扭秧歌等，长时间舒缓的运动和体育锻炼都属于有氧运动。其中，最好的有氧运动是步行。

（3）作为女大学生，每次坚持 40 分钟至 1 小时的有氧运动最佳。不仅锻炼了身体，又可避免由于久坐而造成的痔疮和排便困难。

四、女性在运动中应遵循的要点

运动要达到应有的目的，就应该遵循以下要点：

（1）运动不应引发疼痛、疲倦、胸部的紧张或呼吸困难。假如有这些症状，要停止运动，这很可能是因为肌肉不习惯于运动，或是在一开始时姿势不正确所致。在患流行性感冒以后，要休息两天再进行运动。

（2）穿着轻便而舒适的服装进行运动，可以让身体自由自在地呼吸。运动鞋应具备防滑功能，并拥有柔软的鞋垫和舒适而适当的鞋底。

（3）做运动的时候，室内温度不宜太冷或太热。要确定室内没有障碍物，也没有容易碰撞上的地板，或是太滑的地板。

（4）月经期间进行适当的运动有益特殊时期的身体状况。生产以后，许多女性的尾椎骨都会感到不适。在运动的时候，可以躺在毛毯、毛巾或运动垫上。动作要缓缓地加快，慢慢地停止。

（5）不要在正餐后的 2 小时内进行运动。

第二节　运动中应注意的事项

一、运动中的注意事项

（1）运动前先卸妆，用中性清洁剂洗净脸部污垢，因为运动时如果脸部残留化妆品污垢，会造成毛孔阻塞。

（2）运动时要注意护发，汗水、阳光和碱水是头发的天敌，运动后必须洗净头发。

（3）户外运动时，为避免头发遭受阳光及盐分侵蚀，最好戴上帽子。

（4）运动后要立即脱掉湿衣服，否则肩、背、胸上的暗疮会在湿衣服的摩擦下复发。此外，汗水黏附在皮肤上，容易长粉刺。

（5）要选择清爽浴液洗澡，因为运动时皮脂腺分泌更加旺盛，沐浴不仅可以洗去皮肤积存的污垢，促进血液循环，还能调节皮脂腺与汗腺功能，使毛孔畅通，皮肤更光滑。运动后进行洁肤、爽肤、润肤，避免皮肤过早老化。

（6）运动后半小时内，脸部仍会流汗，所以不要立即上妆。

（7）由于阳光照射会加速皮肤衰老，经常运动的女生要长年使用防晒霜，避免皮肤与阳光过分接触。

二、四季有氧运动的注意事项

（1）春季要注意防寒保暖，保护皮肤及眼、耳。

（2）夏季要注意防暑，不适合做比较剧烈的运动，运动持续时间不宜过长。

（3）秋季要注意防止干燥。

（4）冬季要注意做好防感冒措施，要合理安排运动量。

（5）冬夏锻炼的七戒六忌。

冬季健身七戒：一戒过分剧烈运动，二戒急于求成，三戒坏天气参加运动，四戒不做准备活动，五戒负重锻炼，六戒憋气过久，七戒过分激动。

夏季锻炼六忌：一忌在烈日下锻炼，二忌锻炼时间过长，三忌锻炼后大量饮水，四忌锻炼后立即洗冷水浴，五忌锻炼后大量吃冷饮，六忌锻炼后以体温烘衣。

第三节　女大学生的体育卫生

体育运动不仅可以促进女大学生身体的生长发育，增进健康，提高各器官、系统功能，使肌肉得以协调均衡地发展，而且可以使腹肌、腰背肌、盆底肌的力量增强，对女性的生殖系统健康起到了良好的促进作用。适宜的体育锻炼有益于健康。但女性在月经期乃至以后的妊娠期、哺乳期等特殊时期能否进行锻炼，做什么样的活动有益于健康，是人们普遍模糊的问题。

一、女性发育的特点

1. 运动系统的特点　女子的骨骼细小，骨骼内的水分及脂肪较多，无机盐含量少，其重量和抗弯能力分别低于男性 20％和 30％；肌肉重量小，水分及脂肪较多，含糖量少，在力量上弱于男性，易疲劳。然而，女性的脊柱椎间软骨较厚，各关节的关节囊及韧带的弹性和伸展性好，因此，女性的柔韧性及关节的灵活性都比男性好。但随着年龄的增长柔韧性和灵活性均下降。

2. 心血管系统的特点　女性心脏体积及容积小，每搏输出量低于男性10％，心肌收缩力弱，心率快于男性每分钟 3 次，血压低于男性，运动后恢复的时间也长。此外，血液运送氧和二氧化碳的能力均不及男性。

3. 呼吸系统的特点　女性的胸廓和肺脏的容积小，呼吸肌力量小，呼吸频率较快，肺通气量、肺活量小于男性。

4. 生殖系统的特点　由于骨盆出口较大，盆底肌承受较大的腹压。长期的体育锻炼可使女性的盆底肌与腹肌强而有力并维持和承受足够的腹压，便于日后的妊娠与生产。

二、女性特殊时期的体育锻炼

不少人认为女性在月经期、妊娠期和哺乳期应有一个安静的环境，应注意休息，尽量减少活动，以利于女性健康和生殖保健。这一观点为大多数人所认同。

其实，这种认识是片面的、不完全正确的，大量的医学研究证实，恰当的体育锻炼对于特殊时期的女性来说，同样是十分重要的。美国的医学研究认为：在女性的一生中，体育锻炼总的好处大大超过其任何不良影响。当然，这种锻炼要在不同的时期改变其锻炼的类型、强度及持续时间，以获得最佳效果。

1. 月经期　月经期被人们称作"例假"，似乎就是应该休息的日期。其实，休息是有学问的，要根据自身的情况而定。如果真的卧床休息，反而对行经不利。对于月经过少的女生来说，适当的体育活动可增加子宫内的血液循环，促进子宫内膜的脱落，有利于月经期保健；对于有痛经的女生来说，适宜的体育锻炼可转移注意力，减轻其心理上的压力和精神上的紧张，缓解子宫痉挛的程度，有益痛经的康复；即使罹患子宫内膜异位症，适宜的活动对身体也并无坏处。

2. 妊娠期　妊娠期进行适宜的体育锻炼，可帮助孕妇的身体适应妊娠，促进全身的血液循环，促进胎盘的生长，从而有益于保护母体和胎儿。即使在妊娠早期，孕妇的体育活动也不会增加自发流产、宫外孕、先天性畸形或其他异常胎盘形成的危险。大量的研究资料表明，绝大部分在整个孕期中持续有规律的激烈运动的女性，可按期正常分娩，接受剖宫产的例数较不进行体育锻炼的少。美国妇产科学会鼓励孕妇进行定期的体育活动，以提高孕妇的身体素质，利于胎儿的生长发育。

孕妇易患痔疮，这是由于胎儿压迫下腔静脉，影响了血液回流等原因所致，体育活动可促进血液循环，大大减少孕妇痔疮的发病率。在医生的指导下，部分胎位不正者，可通过体育锻炼得到纠正；部分胎儿宫内生长缓慢者，通过体育活动可增强母亲的体质，促进母体的血液循环，提高胎儿的生长速度。

3. 哺乳期　哺乳期进行适宜的体育锻炼，其好处不仅仅表现在母体、胎儿当时，更有益于终生。在人们生活水平普遍提高的今天，哺乳期营养过剩或营养补充不当而导致的孕妇肥胖，已是司空见惯。究其原因，大多与哺乳期活动大量减少有关。肥胖可增加糖尿病、冠心病、高血压、脑血管疾病等重大疾病的发病率，其后果是不言而喻的。体育锻炼不仅有益于产后整体功能的康复，还有利于乳汁分泌。

4. 女性特殊时期的体育锻炼要讲究科学方法

（1）体育锻炼并非不讲究强度、不讲究方法、不讲究持续时间。一般情况下，女性特殊时期的体育锻炼应以散步、广播体操、骑车、慢跑等活动为主，同时注意避免大强度、剧烈的活动，体育锻炼应循序渐进，不宜突然增加强度，特别是对那些平时较少锻炼的女生来说更是如此。

（2）体育锻炼要量力而行，时间适宜，以不感到特别劳累为宜。体育锻炼贵在坚持，不宜"一日曝，十日寒"。

（3）体育锻炼要根据不同时期选择不同的运动方式。在月经期，活动不宜剧烈，以防发生子宫内膜异位症；在妊娠期，体育锻炼应注意气候状况，不宜在过于寒冷的季节进行户外活动，特别是平时血压偏高者更是如此；在产后哺乳期，要根据自身情况，特别是恶露不净时不宜有剧烈的户外锻炼。在特殊时期患有其他疾病者，应积极治疗，具体的体育锻炼方式可咨询医生，选择最适宜自己的锻炼方法。

一项新的研究显示,适量的身体运动可能有助于降低女性患卵巢癌的危险。该研究支持了采用健康的生活方式可预防妇女肿瘤发展的这一理论。

研究人员总结认为,由于进行有规律的运动对健康具有很多益处,因此进行有规律的适量运动对综合预防慢性疾病具有深远的意义。

三、锻炼后的体重问题

体重是由人体内的骨骼、脂肪肌肉的比例、水分等诸多方面所决定的。

锻炼后体重没有下降反而上升有几种原因:第一是在训练的这一阶段刻意地节食了,因为碳水化合物是帮助脂肪燃烧的。第二是盐分摄取得多了,从而摄取更多的水分,使身体里的水分堆积。第三是训练效果,体内脂肪和肌肉的比例发生了变化,增加了肌肉减少了脂肪,松弛的组织转变成紧密的肌肉,外表上苗条了但体重上升了,这是正常的。重并不代表胖,匀称健美的身材也是我们最希望看到的。

四、女性美丽小常识

女大学生掌握一些简易的美容美体知识,能充分展示风采,增添自信,建立良好健康的自我形象。

1. 化妆 是运用化妆品和工具,采取合乎规则的步骤和技巧,对人的面部、五官及其他部位进行渲染、描画、整理,增强立体印象,调整形色,掩饰缺陷,表现神采,从而达到美容的目的。化妆能表现出女性独有的天然丽质,焕发风韵,增添魅力。成功的化妆能唤起女性心理和生理上的潜在活力,增强自信心,使人精神焕发,还有助于消除疲劳,延缓衰老。

化妆是一种历史悠久的女性美容技术。古代人们在面部和身上涂上各种颜色和油彩,表示"神"的化身,以此"驱魔逐邪",并显示自己的地位和存在。后来这种装扮渐渐变为具有装饰的意味,一方面在演剧时需要修饰面貌和装束,以表现剧中人物,另一方面是由于实用而兴起。如古代埃及人在眼睛周围涂上墨色,以使眼睛能避免直射日光的伤害;在身体上涂上香油,以保护皮肤免受日光和昆虫的侵扰等。如今,化妆则成为满足女性追求自身美的一种手段,其主要目的是利用化妆品并运用人工技巧来增加天然美。

化妆可分为基础化妆和重点化妆。基础化妆是指整个脸面的基础敷色,包括清洁、滋润、收敛、打底与扑粉等,具有护肤的功用。重点化妆是指眼、睫毛、眉、颊、唇等器官的细部化妆,包括加眼影、画眼线、刷睫毛、涂鼻影、擦胭脂与抹唇膏等,能增加容颜的秀丽并呈立体感,可随不同场合来变化。化妆的方法有日常的一般化妆法、适应各种场合需要的特殊化妆法,以及简捷快速的速成化妆法等。

2. 服饰　装饰人体的物品总称。包括服装、鞋、帽、袜子、手套、围巾、领带、提包、阳伞、发饰等。

作为现代女大学生的服饰，应从自己的形体、肤色、性格、家庭条件、环境等方面来综合考虑。另外，一定的知识修养、庄重的仪态、文雅的谈吐、健康的身体更能使女性的气质和神态锦上添花，焕发光彩！

综上所述，运动对女大学生的健康大有裨益。下面提供大学（女生）体育锻炼标准测试项目评分标准（表8-1），以供参考。

表8-1　大学（女生）体育锻炼标准测试项目评分标准

等级	单项得分	立定跳远 （厘米）	50 米 （秒）	800 米	1 分钟仰卧起坐 （次）
优秀	100	207	7.5	3′18″	56
	95	201	7.6	3′24″	54
	90	195	7.7	3′30″	52
良好	85	188	8.0	3′37″	49
	80	181	8.3	3′44″	46
及格	78	178	8.5	3′49″	44
	76	175	8.7	3′54″	42
	74	172	8.9	3′59″	40
	72	169	9.1	4′04″	38
	70	166	9.3	4′09″	36
	68	163	9.5	4′14″	34
	66	160	9.7	4′19″	32
	64	157	9.9	4′24″	30
	62	154	10.1	4′29″	28
	60	151	10.3	4′34″	26
不及格	50	146	10.5	4′44″	24
	40	141	10.7	4′54″	22
	30	136	10.9	5′04″	20
	20	131	11.1	5′14″	18
	10	126	11.3	5′24″	16

注：3′18″为3分18秒，以此类推。

◆ **思考题**

1. 真正懂得体育锻炼对女大学生有哪些重要作用。
2. 为自己量身定制一套体育锻炼的计划和内容。

第九讲　运动损伤的防治

　　体育运动中，造成人体组织或器官在解剖上的破坏或生理上的紊乱，使身体发生各种伤害及并发症称为运动损伤。运动损伤多见于年轻人群，他们热爱运动，积极参与各项体育活动，但常常因缺乏一定的运动训练卫生知识和出现运动损伤后的应急措施，使得受伤后往往造成不必要的痛苦，严重者甚至导致终生遗憾。

　　女大学生虽然柔韧性较好，但骨骼和关节力量较差，加之较少参加体育锻炼，极易造成伤害事故。像运动中的手指挫伤、踝关节扭伤是经常出现的损伤。而女大学生在伤后的应急处理上往往是错误的。例如手指挫伤后又甩手又揉捏，加重了伤情，使局部的肿胀更大，延长了恢复的时间。

　　为此，从医学的角度考虑，主动预防运动损伤与损伤后及时、正确的处理是非常重要的。

第一节　运动损伤的原因及预防

　　1. 运动损伤产生的原因　运动损伤产生的原因有多方面，归纳起来有以下几点：

　　（1）准备活动不充分或没做准备活动。

　　（2）学生身体素质差、技术动作不熟练。

　　（3）场地、器械不合格。

　　（4）运动疲劳、心理过于兴奋或紧张。

　　2. 运动损伤预防

　　（1）认真做好准备活动。对训练中负担较大和易受伤的部位要特别做好准备活动。准备活动结束与训练开始不要超过4分钟。间歇时间过长或改练其他部位时，应补做专项准备活动。

　　（2）做好放松和整理活动。训练后必须做一些伸展放松练习，以加速运动部位的恢复。

（3）做动作时不要速度太快和突然启动。间隔时间较长再练时，要减轻重量、降低强度。

（4）加强医务监督和训练场地安全检查。

（5）注意身体的预警，疲乏、焦虑、长期有时断时续的肌肉酸胀疼痛等是身体发出的预警，若置之不理，则小伤会酿成大伤。软组织损伤一般恢复较慢，若处理不当，轻则造成慢性损伤，重则留下不同程度的功能障碍。

（6）认真总结预防伤害的经验。要认清伤害事故发生的原因，找出其发生的规律，从而更好地进行预防。

第二节　开放性软组织损伤

一、损伤的种类

开放性软组织损伤是软组织损伤的一种。伤口与外界相通，容易引起出血和感染，最常见的有擦伤、裂伤、刺伤和切伤等。

1. 擦伤　是皮肤被粗糙物摩擦所引起的表面损伤。如运动中摔倒时容易引起皮肤擦伤，伤处皮肤被擦破或剥脱，有小出血点和组织液渗出。

2. 裂伤　是因为钝物打击引起皮肤和软组织的撕裂。伤口边缘不整齐，组织损害广泛，严重者可致组织坏死。运动中头部裂伤最多，约占整个裂伤的61%，其中额部和面部居多。如篮球运动中，眉弓被对方肘部碰撞即可引起眉际裂伤。

3. 刺伤　是因尖细物件刺入人体所致，其特点是伤口细小，但较深，可能伤及深部组织或器官，或者将异物带入伤口深处，容易引起感染。例如田径运动中鞋钉与标枪的刺伤。

4. 切伤　是因锐器切入皮肤所致。如滑冰时被冰刀切伤。伤口边缘整齐，多呈直线，出血较多，但周围组织伤害较轻。深的切伤可切断大血管、神经、肌腱等组织。

二、损伤的处理

擦伤、裂伤、刺伤和切伤这些损伤的特点是有出血和伤口，所以处理是必须进行止血和保护伤口。为了预防和减轻感染，应注意无菌操作。

小面积皮肤擦伤，污染不重者用碘酒和红药水涂抹即可，无需包扎。关节部擦伤一般不用裸露治疗，否则一旦感染，容易波及关节。处理时可在创面上涂抹消炎软膏。大面积擦伤，污染较重者要用生理盐水冲洗伤口，将污物洗净，再用凡士林油纱布覆盖伤口，并以绷带加压包扎。

裂伤、刺伤和切伤，轻者可先用碘酒、酒精将伤口周围皮肤消毒，然后在伤口上撒上消炎粉，用消毒纱布覆盖，加压包扎。小的裂口，伤口消毒后可用粘膏粘合。裂口较长和污染较重者，应由医生实施清创术，清除伤口内的污物和异物，切除失去活力的组织，彻底止血，缝合伤口。伤情和污染较重者，应口服或注射适当的抗菌药物，预防感染。被不洁物致伤且伤口小而深者，应注射破伤风抗毒素，预防破伤风。

如伤口有感染，则应投用抗感染药物，加强换药处理，及时清除伤口内的分泌物，畅通引流，促进肉芽组织健康生长，以利伤口早日愈合。

第三节　闭合性软组织损伤

一、概念

闭合性软组织损伤是受钝力作用，肌肉猛烈收缩，关节活动超越正常范围或劳损等引起的软组织损伤的一种。

对闭合性软组织损伤，应按其不同的病理过程进行处理。合理的处理有赖于正确的诊断。在损伤的即刻伤部尚未肿胀，而且由于反向性的肌肉松弛与感觉神经的传导暂停，疼痛较轻，所以检查较易，一旦肿胀和疼痛加重，或肌肉发生痉挛，则检查困难。因此伤后应尽早检查，以便明确诊断。

二、损伤的处理

根据损伤的病理发展过程，软组织损伤的处理大致可分为早、中、后三个时期：

1. 早期　指伤后 24 小时或 48 小时以内，组织出血和局部出现红肿痛热、功能障碍等征象的急性炎症期。这一时期的处理原则主要是制动、止血、防肿、镇痛和减轻炎症。治疗方法可根据具体情况选用冷敷、加压包扎、抬高伤肢中的一种或数种。这套方法使用越早越好，有止血、镇痛、防肿、制动的作用。加压包扎就是用适当厚度的棉花或海绵放于损伤部位，然后用绷带稍加压力进行包扎。一般是先冷敷，后加压包扎，但也可二者同时并用。包扎后应经常注意包扎部位的情况，若有过松或过紧的现象，必须重新正确包扎。加压包扎 24 小时后即可拆除，根据伤部情况做进一步处理。使用外敷药也可收到迅速消肿止痛、减轻急性炎症的效果。此外，疼痛较重者可服止痛片，淤血较重者可服跌打丸、七厘散等。这一时期，损伤部位不宜做按摩，否则会加重出血和组织液渗出，使肿胀加重。

2. 中期　指受伤 24 小时或 48 小时以后，出血已经停止，急性炎症逐渐消退，但损伤部位仍有淤血和肿胀，肉芽组织形成，并开始吸收，组织正在修复。处理原则主要是改善伤部的血液和淋巴循环，促进组织的新陈代谢，使淤血与渗出液迅速吸收。治疗方面可采用热疗、按摩、拔罐、药物等疗法。按摩和热疗在这一时期极为重要，可以促进局部血液循环，对修复很有利。这时可直接按摩伤部，最初一两次用力宜轻，以后可逐渐加大力量。根据损伤的性质和部位，选用适当的手法。药物治疗，可外敷活血生新或注射肾上腺皮质激素类药物。

3. 后期 损伤基本修复，肿胀、压痛等局部征象也已消除，但功能尚未完全恢复，锻炼时仍感疼痛，酸软无力。有些严重病例，由于粘连或瘢痕收缩，出现伤部僵硬、活动受限等情况。此时期的处理原则是增强和恢复肌肉、关节的功能。治疗方法以按摩、理疗、功能锻炼为主，适当配以药物治疗。按摩对硬结和粘连有较好的效果。治疗时先用一般手法将伤部按摩热，再用指揉、分筋等手法对硬结和压痛点进行按摩，最后做运拉。同时，以药外敷或用熏洗药熏洗，在损伤后期的治疗采用多种方法进行是一种较好的疗法。

应当注意，上述三个时期适用于比较严重的软组织操作，如果损伤较轻、病程短、恢复快，则可将中、后两期合并，把活血生新与恢复功能兼顾起来，同时施治。

三、常见损伤的种类与处理

1. 肌肉拉伤 指肌纤维撕裂而致的损伤。主要由于运动过度或热身不足造成，可根据疼痛程度判断受伤的轻重，一旦出现痛感应立即停止运动，并在痛点敷上冰块或冷毛巾，保持 30 分钟，以使小血管收缩，减少局部充血、水肿。切忌搓揉及热敷。

2. 挫伤 由于身体局部受到钝器打击而引起的组织损伤。轻度损伤不需特殊处理，经冷敷处理 24 小时后可在局部用伤湿止痛膏贴上，在伤后第一天予以冷敷，第二天热敷。约 1 周后可吸收消失。较重的挫伤可用云南白药加白酒调敷伤处并包扎，隔日换药 1 次，每日 2～3 次，加理疗。

3. 扭伤 由于关节部位突然过猛扭转，拧扭了附在关节外面的韧带及肌腱所致。多发生在踝关节、膝关节、腕关节及腰部，不同部位的扭伤，其治疗方法也不同。

（1）急性腰扭伤：可让患者仰卧在垫得较厚的木床上，腰下垫一个枕头，先冷敷，后热敷。

（2）关节扭伤：踝关节、膝关节、腕关节扭伤时，将扭伤部位垫高，先冷敷两三天后再热敷。如扭伤部位肿胀、皮肤青紫和疼痛，可用陈醋半斤炖热后用毛巾蘸敷伤处，每天2～3次，每次10分钟。

4. 脱臼　即关节脱位。一旦发生脱臼，病人应保持安静，不要活动，更不可揉搓脱臼部位。立即让病人躺在软卧上送往医院。

5. 骨折　常见骨折分为两种，一种是皮肤不破，没有伤口，断骨不与外界相通，称为闭合性骨折；另一种是骨头的尖端穿过皮肤，有伤口与外界相通，称为开放性骨折。应用消毒纱布对伤口做初步包扎、止血后，再用平木板固定送医院处理。

四、其他运动损伤常识

1. "冷敷"与"热敷"　"冷敷"是利用比人体温度低的冷水、冰块等刺激患处进行初期治疗，有止血、退热、镇痛、麻醉和消肿的作用。方法是将毛巾浸透冷水后放在伤部，2分钟左右换1次；或者将冰块装入塑料袋内进行外敷。在遭到挫伤、关节韧带扭伤、早期肌肉拉伤等急性闭合性软组织损伤时，通过这种方法可以使血管收缩，减轻局部充血，抑制感觉神经，缓解症状。

冷冻疗法适用于急性闭合性软组织损伤，受伤后24～48小时以内，采用这一方法比较有效，但超出这一时间，就应该采取热敷的治疗方法。

"热敷"就是通过热疗，促使局部血管扩张，改善血液和淋巴循环，促进淤血和渗出液的吸收，具有消肿、散淤、解疼、镇痛、减少粘连和促进损伤愈合的作用。常用方法是将毛巾浸透热水或热醋后放于伤部，每次敷30分钟左右。热敷法适用于急性闭合性软组织损伤的中期、后期和慢性损伤。

"冷敷""热敷"能够较好地对付早期运动损伤。但对于一些旧伤，就需要通过中西医结合治疗，才能更好地祛除病根。这些方法包括中医药物疗法和西医手术治疗。

2. 运动时腹痛　运动时出现腹痛，常见以下原因：

（1）饭后过早地参加运动，胃受食物的刺激引起牵扯痛或胀痛。

（2）锻炼前喝水过多，特别喝冷水过多而引起的胃痉挛。

（3）空腹参加激烈活动，由于胃酸对空腹胃的刺激，引起胃痉挛性疼痛。有的同学早晨不吃些早点就参加锻炼，特别在冬天，加上吸入冷空气的刺激，就容易引起胃痛。

（4）锻炼开始阶段一直很好，在强度加大，如加快了跑速、游速或骑（自行车）速后，出现腹痛。这类腹痛的部位多在右上腹，其次在左上腹或左右腹腔兼有。

出现腹痛后，一般只要稍减速度，调整好呼吸节律，或用手按压疼处，疼痛就能减轻或消失，如经上述处理后，疼痛不减轻，则应停止锻炼。大多数人在停止活动后，疼痛立即消失，个别需经几小时后才消失。

3. 防止破伤风　破伤风是因破伤风杆菌侵入伤口后产生毒素而引起的急性感染。这种细菌在自然界中分布很广，泥土和人畜大便中均有存在，它可通过伤口、开放性骨折、烧伤、木刺或锈钉刺伤而侵入人体。新生儿接生时消毒不严可发生该病。

破伤风一般在伤后6～10天发病，也有伤后24小时或数周后才发病的。发病时间短，症状越严重，病人的危险性也就越大。起初先有乏力、头晕、头痛、烦躁不安、打呵欠等前驱症状，接着可出现强烈的肌肉收缩。首先从面部肌肉开始，张口困难、牙关紧闭；表情肌痉挛，病人出现"苦笑"面容；背部肌肉痉挛，头后仰出现所谓的"角弓反张"；如发生呼吸痉挛，可造成呼吸停止，病人窒息死亡。这种全身肌肉痉挛持续几分钟不等，间隔一段时间又反复发作。任何轻微的刺激如光线、声响、说话、吹风均可诱发。

破伤风是可以预防的。开展广泛的预防宣传工作，使人们对该病提高警惕，避免各种损伤，普及新法接生，正确及时地处理伤口。伤后尽早去医院进行清创，并肌肉注射破伤风抗毒素进行预防。最可靠的方法是在平时注射破伤风类毒素，使人体产生抗体，预防注射3次，有效期可维持10年。

一旦患了破伤风，应送医院进行抢救，并隔离病人，保持安静环境，必要时做气管切开，保证呼吸道通畅。应用大剂量破伤风抗毒素，以中和体内毒素。

4. 日常生活急救小知识

（1）急性腹痛忌服用止痛药，以免掩盖病情，延误诊断，应尽快去医院查诊。

（2）腹部受伤内脏脱出后忌立即复位，脱出的内脏须经医生彻底消毒处理后再复位，防止感染造成严重后果。

（3）使用止血带绑扎忌时间过长，止血带应每隔1小时放松1～2分钟，并做好记录，防止因绑扎时间过长造成远端肢体缺血坏死。

（4）昏迷病人忌仰卧，应使其侧卧，防止口腔分泌物、呕吐物吸入呼吸道引起窒息。更不能给昏迷病人进食、进水。

（5）心源性哮喘病人忌平卧，因为平卧会增加肺脏淤血及心脏负担，使气喘加重，危及生命。应取半卧位使下肢下垂。

（6）脑出血病人忌随意搬动，如有在活动中突然跌倒昏迷或患过脑出血的瘫痪者，很可能有脑出血，随意搬动会使出血更加严重。应平卧，抬高头部，即刻送医院。

（7）小而深的伤口忌马虎包扎，若被锐器刺伤后马虎包扎，会使伤口缺氧，导致破伤风杆菌等厌氧菌生长，应清创消毒后再包扎，并注射破伤风抗毒素。

（8）腹泻病人忌乱服止泻药，在未消炎之前乱用止泻药，会使毒素难以排出，肠道炎症加剧。应在使用消炎药之后再用止泻药。

（9）触电者忌徒手拉救，发现有人触电后立刻切断电源，并马上用干木棍、竹竿等绝缘体拨开电线。

思考题

简述运动损伤产生的原因及预防知识。

第十讲　用药知识

生病吃药，这是人人皆知的简单道理，药物是人类与疾病进行斗争的有力武器，在全人类的生存与繁衍中发挥着至关重要的作用，它为无数的人减轻或消除了痛苦，缓解或治愈了疾病，挽回或延长了生命。然而，世界上的一切事物都逃不出辩证法的法则，药物也具有其两面性，它带给人类的不仅是幸福和喜悦，也有灾难和痛苦。药物的不良反应，已使许许多多的人承受了不幸，甚至丧失了生命。

在女生中因盲目吃药而造成身体伤害的实例屡见不鲜。作者曾经教过的班有一名女生"因病"迟迟未来上课，一个多月后到课堂明显比原来"胖"了许多，原来她因两个月未来月经就以为自己病了，盲目吃一些激素类药物，引起全身过敏、面部红肿。由于发现较早，对她详细讲解有关知识并及时停药，才未造成大的伤害。这需要引起女生们的高度重视。女生们应学会科学合理地用药。

第一节　药物的作用及常识

一、药物的作用

每种药物都有一定的化学成分及一定的分子结构，具有一定的理化性质，作用于人体之后，会对机体的组织结构和功能产生影响。如果药物的影响与致病因素所引起的影响是针锋相对的，就可以减弱或消除致病因素的影响，使疾病向好的方面转化，产生疗效。

药物在人体内发挥治疗作用的途径和机制是繁多而复杂的。如补充体内需要而缺乏的物质，改变体内物质新陈代谢的过程及其速度，增加或减少体内某种物质的产生或排泄，增强或抑制某种器官、组织或细胞的功能，驱除或消灭致病生物，对抗炎症、组织的变性或坏死，增加或减少某种细胞，调节机体的免疫状态等。

有的药物具有一种作用，有的药物则具有几种作用，还有几种或许多药物共同具有某一种作用。如果药物对机体的影响与致病因素引起的影响相一致，则可加重疾病。若药物作用对身体的影响与原有疾病不相关，则药物的作用会成为新的致病因素而引起机体新的疾病。

当我们运用某种药物治疗疾病时，可能只用一种或几种作用，而其他作用所产生的影响就与疾病无关，从而引起不利的影响。如当胃肠痉挛而出现剧烈绞痛时，用阿托品可有解痉作用而取得良好的止痛效果，但是阿托品又可引起心跳加快，而出现心慌、颜面潮红，使唾液分泌减少而口干舌燥，还会使膀胱平滑肌收缩无力而排尿困难，如果用量过多，也可引起肠蠕动过慢而出现便秘，甚至不完全性肠梗阻。如此等等，治疗疾病的目的只有一个，而带给身体的不良反应却是一大堆。

世界上的事情就是这般复杂而多变，这大概就是"一切事情都是一分为二的"这条真理在起作用吧。用药治病，既能获得疗效，也将承受药物引起的不良后果。这就是药物的两重性，世界上只有疗效而无任何副作用的药物是难得找见的。药物的治疗作用和副作用是事物对立统一的两个方面，是不可分割的孪生兄弟，不可能单独存在，而在很多情况下是副作用比治疗作用还多，影响面还大。

在用药时因人们缺乏用药常识经常导致药害事故的发生，因此普及用药知识显得尤为重要。作为女大学生，未来家庭的主妇、孩子的母亲，了解和掌握药物知识对自己和家人都是十分有益的。

二、基本用药知识

1. 会识别药品名称　一个药品可有通用名、化学名、商品名，但最常用的是通用名和商品名。对于一种药品，通用名是全世界通用的，也就是说，一种药品只对应一个通用名。而商品名因生产厂家不同而不同。我们在生病用药时不能只记商品名，还要学会并记住通用名。一般商品名在药品包装上最醒目，而通用名字体较小。如果只记商品名，当在不同医院或在几个不同科室就诊时，可能会因医生开不同商品名的同一药物而重复用药，造成药物中毒。要记住药品的通用名，因它是唯一的，当买药或就诊时，只需将通用名告诉医生或药师就可以了。

2. 合理用药　合理用药是以当代药物和疾病的系统知识为基础，有效、安全、经济、适当地使用药物。

（1）适当的药物：选择最有针对性的药物治疗疾病，并且这个药物应适合病人。例如，肾功能不好，应尽量避免使用对肾脏有损害的药物。

（2）适当的剂量：即使病人自我感觉症状很严重，也不要随意加大剂量，因为这样可能会有危险。反过来，如果觉得症状好转，也不能随意减少剂量，应及时征求医生的意见。

（3）适当的时间：用药间隔应尽量在每天的24小时内均分，并且要和作息时间协调。比如：如果每日两次，应尽量间隔12小时服药。如果每日三次，应尽量间隔8小时服药。如果每日四次，应尽量间隔6小时服药。如果作息时间与此矛盾，可适当地调整，但间隔时间不要过短或过长，特别是使用抗感染药时更应注意用药间隔。每日一次用药不是一天内的任何时间都可以，应与上次间隔24小时，如每日一次口服强的松，应在上午8时左右服，再如抗高血压药、利尿药、降糖药，如果是每日服一次，都不宜晚间服用，因为这样会造成夜间药效过强，导致危险又不易发觉。有些药物要求必要时服，如止痛药要求痛时服，但不是见痛就服用，应注意给药间隔，如果服药过频有可能超过中毒量，会造成药物中毒。

药物是饭前服还是饭后服？一般说来，像苦味健胃药、收敛药、抗酸药、胃肠解痉药、肠道抗感染药、利胆药等多为饭前服用，驱虫药、盐类泻药空腹或半空腹时服用，催眠药、缓泻药应睡前服用，对胃有刺激的药物如吲哚美辛、阿司匹林、铁剂等须在饭后再服用。

（4）适当的途径：一个人得了病选择输液、打针还是吃药的方法进行治疗，是由病情及药物的性质所决定的。一般而言，危重病人多采用输液、打针的办法，比较轻的病症或某些慢性疾病可用吃药或其他方法治疗。有些药物由于其性质的原因决定了其只有口服或只能注射，有的药物不同的给药途径其作用也不一样（如硫酸镁）。有的打针不一定比吃药好。

（5）适当的疗程：应遵医嘱按疗程吃药。单纯为增加治疗效果而延长给药时间不仅造成金钱和药物上的浪费，而且容易产生蓄积中毒、细菌耐药性等不良反应。反之，为了节省，症状得到控制就停药，往往不能彻底治愈疾病而复发。

（6）适当的治疗目标：受现阶段医疗和药物发展水平的限制，有些药物治疗只能起到减轻症状或延缓病情发展的作用，药到病除不是所有情况下都能做到的。作为病人应采取积极、客观和科学的态度认识这个问题。

3. 会识别药物的有效期　每种药物都有有效期，为了保证安全，超过了有效期或到失效期的药物就不能再用了。如某药有效期是2014年10月，就是说该药可用到2014年10月31日；某药失效期到2014年10月，就是说该药可用到2014年9月30日。

4. 正确认识药物的不良反应　药物不良反应是指药物用于预防、诊断或治疗疾病或调节生理功能时，在正常的用量、用法时出现的有害的和不期望看到的身体反应。药物不良反应不包括因滥用、超量使用、用法不当等意外或负有刑事责任的不良事件。

任何药物都有其两重性，既可"治病"又可"致病"，治病是指药物的疗效，而致病则是指药物不良反应。药物不良反应是人体对药物的正常反应。它不仅与药物本身有关，还与用药者的体质、对药物的敏感性及身体状态有关，也可能与同时使用的其他药物或进食的食品有关。有些药物不良反应是一过性的，随着连续用药，药物不良反应会逐渐减轻或消失，但也有的药物不良反应随着连续用药会越来越重；大多数药物不良反应一旦停药便会很快恢复正常，但也有的药物不良反应会造成器质性损害，即使停药也很难恢复了。重要的是，我们应该正确认识药物不良反应，并科学地避免药物不良反应的发生。生病后既不要因害怕不良反应而拒绝药物治疗，也不能不重视药物的不良反应。在用药后一旦出现了药物不良反应要权衡利弊，区别对待，如果药物不良反应轻微、可耐受，此时其药物治疗又很重要，可继续用药。如果药物不良反应很严重或虽不严重但无法耐受，这时无论其治疗作用是否重要，都要立即停药，并尽快就诊，请医生更改治疗方案。一旦发生严重的药物不良反应，即使无法肯定该反应是否由所用的药物引起，也要立即停药，尽快就医，请医生判断并调整治疗方案，切不可冒险用药。在特殊情况下，有些药物造成的不良反应很严重，就必须在医生的监督下使用。

5. 药物储存 药物的储存条件直接关系到药品的质量。根据药物性质不同，其储存条件也不尽相同，每一种药的最佳储存条件都已在说明书中注明，应该按照说明书中的要求和条件保存，以确保药品质量和疗效。但在药品说明书中，对储存条件经常使用一些术语，常用的术语及对应的要求分别是：阴凉处：指不超过20℃；凉暗处：避光并不超过20℃；冷处：指2～10℃，应放在冰箱内，但不要冷冻；室温：指0～30℃。

一般家里都会备一些常用药，存药需要注意三点：一是尽量用原包装储存，因为药品的规格、用法和使用期限都在原包装上，一旦将原包装丢弃很容易吃错或吃了过期药，如果一定要更换包装也必须注上药名、规格、用法和使用期限。二是要定期清理存药，将过期的或变质的药及时处理掉。三是放在孩子拿不到的地方，以免孩子误服出现危险。

第二节 合理用药

根据疾病种类、病人状况和药理学理论选择最佳的药物及其制剂，制定或调整给药方案，以达到有效、安全地防治疾病。对疾病做出准确的诊断，从而针对病因和主要病症选择最适宜的药物，经正确的用药途径，给予适当的剂量，按合理的时间间隔完成正确的疗程，达到预期的治疗目标。药物的选择、用药合理与否，关系到治疗的成败。

1. 合理用药

（1）是否有用药的必要，在可用可不用的情况下无需用药。

（2）若必须用药，就应考虑疗效问题，为尽快治愈病人，在可供选择的同类药物中，应首选疗效最好的药。

（3）药物疗效与药物不良反应的轻重权衡，在用药时必须严格掌握药物的适应证，防止滥用药物。

（4）在医生指导下联合用药，以提高治疗效果，减弱毒副反应。

2. 家庭用药应注意事项　一般家庭用药多是针对症状治疗的，用药时应注意：

（1）服药前要仔细阅读说明书，弄清剂量、服用方法和注意事项。

（2）注意药物的有效期，过期、变质的药物不得服用。

（3）怀孕、哺乳期的女性不得自行用药，以免影响胎儿和婴幼儿发育。

（4）妥善保管药物，药品应放在清洁干燥处和小孩不易取到的地方，以免被污染、潮解或被小孩误食。

（5）避免滥用药物。

（6）服药一两次后如病情不见好转，应及时就医，以免延误病情。

3. 效果最好的服药时间　为达到更好的治疗效果，不同的药物可选择不同的时间服用。

（1）通常滋补类药物、补血剂、助消化药物宜在清晨空腹或晚上临睡前服。

（2）对胃肠道有刺激的药物宜在饭后 30～60 分钟服。

（3）抗过敏药、安眠药、驱虫药宜在晚上睡前服用。

（4）抗生素排泄快，为保持在血液中的有效浓度，应每 6 小时服 1 次。

4. 常备的药物和器械　常备一些药物和器械，可用于应付一些轻微的疾病以及应急时的处理。常备的药物和器械有以下几种：

（1）伤风感冒类药物：感冒冲剂、速效感冒胶囊、强力银翘片、感冒通等，一旦发生轻微的感冒症状，即可按药品说明口服。

（2）止痛退烧药：阿司匹林、扑热息痛、去痛片、吲哚美辛（消炎痛）、吡罗昔康（炎痛喜康）等。对头痛、神经痛、肌肉酸痛、关节痛和非发自内脏之轻度痛楚都可缓解。

（3）胃肠解痉药物：颠茄片、胃舒平、普鲁本辛、阿托品、654-2 等都可解除胃肠道痉挛引起的腹痛。

（4）抗生素类药物：像黄连素、痢特灵、氟哌酸、红霉素、先锋霉素、口服庆大霉素等，经常患急、慢性炎症的人应常备。此类药应严格遵医嘱，切忌擅自服用。

（5）外用药物：包括酒精、碘酒、烫伤膏、清凉油、风油精、伤湿止痛膏、创可贴等。

（6）家庭医用器械：体温计、棉签、胶布、一次性注射器、小砂轮、医用棉花、纱布等。

5. 避免用药的心理误区

（1）误区一：药品价高疗效好。药品价格的高低，主要与它的原材料有关，原材料稀少，采集艰难，或工序复杂，药价便高，反之则便宜。药品价格和疗效不成正比，譬如：硝酸甘油价格不贵，但时下它仍然是公认的急性心肌梗死病人的救命良药。

（2）误区二：盲目迷信新药。有些人总是要求医生开些新药，他们认为新药才是疗效好的药，特别是慢性病患者，总希望从新药中寻求立竿见影的效果。但一般来说，临床上对新药和刚进口药的实际效果和毒副作用的观察时间不长，有一个探索、实践、检验的过程，其中一部分可能经不起考验而淘汰，所以不能盲目迷信新药。

（3）误区三：迷信补药。有些病人认为，"有病必虚，虚则必补"，因此，生病就服用补药。殊不知，补药也有一定的适用范围，而非包医百病的万灵药，补药只适用于虚症病人，且虚症病人也有不同种类，尚需根据具体情况合理选用。若不加选择地滥用补药往往会加重病情。

（4）误区四：迷信偏方治大病。一些患慢性病、疑难病的人，由于治病心切，往往盲目崇信偏方或秘方，不管是否对症，便贸然使用。偏方在治疗某种疾病时也许会有事实上的效果，但它毕竟只停留于感性认识，使用者多是知其疗效而不知为何有效，更缺乏对其副作用或毒性的了解。

此外，偏方或秘方多是由非正规医生应用，方法不统一，也可因用法不当酿成大祸，更是江湖游医用此作为招摇撞骗、谋取病人钱财的幌子。因此，切忌盲目崇信偏方、秘方，误己害人。

（5）误区五：以多为胜。有的病人看病，见医生只开两三种药，便疑心药少治不好病。要知道，医生处方用药是根据病人病情、体质及药物的相互作用等因素综合考虑的，治病用药应以药能对症为原则，而非"韩信点兵，多多益善"，临床喜欢开大处方的医生，疗效未必佳。

（6）误区六：迷信抗生素。有些家长一看到孩子感冒发热不退就要求医生开抗生素，打吊针，把抗生素当成万能药。殊不知，伤风感冒是病毒所致，抗生素对它无济于事。乱用抗生素，极易产生抗药性，而且会引起过敏等不良反应，严重时还会造成生命危险。

（7）误区七：认为中药无副作用。俗话说："是药三分毒。"中药同样也不例外，只不过中药大多数作用比较缓和而已，其实中药也有其毒副作用，更何况有许多药性剧烈而且有毒的中药，服用过多就会引起中毒，甚至也会危及生命。因此，正确的方法是在有经验的医生指导下，通过辨证论治，对症用药治疗，才会对健康和生命有益。

（8）误区八：将普通药当补药。有些人经常购买丙种球蛋白为孩子注射，认为花小钱能增强抵抗力。其实它只是对某些病毒性传染病有预防作用，而且只是一种暂时的被动免疫，不是什么病都能预防，盲目多用可能抑制自身抗体的产生，干扰其他疫苗的效果。有的人还将维生素当补药，其实维生素只能用于维生素缺乏症的治疗，随意多用甚至可以引起中毒。

◆ 思考题

了解用药的基本常识和科学用药的方法。

主要参考文献

樊富珉.2002.大学生心理健康教育研究［M］.北京：清华大学出版社.

范丽英.2009.女大学生健康学［M］.北京：中国农业出版社.

房素兰.2002.让快乐伴你成长［M］.沈阳：辽宁大学出版社.

胡玉明，杜平生.1999.大学生健康教育［M］.沈阳：东北大学出版社.

胡忠良.2006.大学生健康教育［M］.沈阳：东北大学出版社.

黄茂武.2000.实用体育保健与康复大全［M］.北京：科学出版社.

李学林，王学臣，许晓明.2003.大学体育［M］.北京：中国农业出版社.

辽宁省普通高等学校体育理论与实践教程编写组.1997.体育理论与实践教程［M］.沈
 阳：辽海出版社.

柳建营，刘晓明.2002.青年心理健康教程［M］.北京：北京工业大学出版社.

马启伟.2001.体育心理学［M］.北京：高等教育出版社.

宋在兴.2000.亚健康——人体潜在的危机［M］.上海：上海中医药大学出版社.

体育保健学编写组.1995.体育保健学［M］.北京：高等教育出版社.

体育院、系教材编写组.1983.运动解剖学［M］.北京：人民体育出版社.

体育院、系教材编写组.1983.运动生理学［M］.北京：人民体育出版社.

体育院、系教材编写组.1983.运动医学［M］.北京：人民体育出版社.

武晓君.2006.新编大学体育［M］.北京：北京体育大学出版社.

邹继豪.1993.全国普通高等学校体育教材理论教程［M］.大连：大连理工大学出版社.

图书在版编目（CIP）数据

女生健康教程/范丽英主编．—北京：中国农业
出版社，2015.1
全国高等农林院校"十二五"规划教材．高校女生健
康课特色教材
ISBN 978-7-109-19307-9

Ⅰ.①女… Ⅱ.①范… Ⅲ.①女性－保健－高等学校
－教材 Ⅳ.①R173

中国版本图书馆 CIP 数据核字（2014）第 133351 号

中国农业出版社出版
（北京市朝阳区麦子店街 18 号楼）
（邮政编码 100125）
策划编辑 龙永志
文字编辑 马颢晨

北京中科印刷有限公司印刷 新华书店北京发行所发行
2015 年 1 月第 1 版 2015 年 1 月北京第 1 次印刷

开本：720mm×960mm 1/16 印张：6.75
字数：120 千字
定价：16.00 元
（凡本版图书出现印刷、装订错误，请向出版社发行部调换）